季秦安◎著

手诊手疗护健康

（图解版）

山西出版传媒集团
山西科学技术出版社

图书在版编目（CIP）数据

手诊手疗护健康：图解版 / 季秦安著．— 太原：山西科学技术出版社，2020.12（2021.11 重印）
ISBN 978-7-5377-6078-2

Ⅰ．①手… Ⅱ．①季… Ⅲ．①掌纹—望诊（中医）②手—按摩疗法（中医）Ⅳ．① R241.29 ② R244.1

中国版本图书馆 CIP 数据核字（2020）第 245534 号

手诊手疗护健康（图解版）
SHOUZHENSHOULIAO HU JIANKANG（TUJIEBAN）

出　版　人　阎文凯
著　　　者　季秦安
策　划　人　宋　伟
责　任　编　辑　杨兴华
封　面　设　计　杨宇光

出版发行　山西出版传媒集团·山西科学技术出版社
　　　　　地址：太原市建设南路 21 号　邮编　030012
编辑部电话　0351-4922078
发行部电话　0351-4922121
经　　　销　各地新华书店
印　　　刷　山西苍龙印业有限公司

开　　　本　880mm×1230mm　1/32
印　　　张　5
字　　　数　119 千字
版　　　次　2020 年 12 月第 1 版
印　　　次　2021 年 11 月山西第 3 次印刷
书　　　号　ISBN 978-7-5377-6078-2
定　　　价　28.00 元

版权所有·侵权必究
如发现印装质量问题，影响阅读，请与我社发行部联系调换。

序

名家绝技，发扬光大

我和季秦安先生是老朋友了，经常和他一起探讨如何普及中医保健知识和如何提高国人的健康素质。最近他要出版新作，嘱我作序。我深知季先生在手部按摩诊疗方面造诣很深，故乐为之序，也希望借此能为普及中医保健知识和提高国人的健康素质做点贡献。

目前，健康已成为人们关注的焦点。除了进一步普及中医保健知识和提高国人的健康素质，寻求一种更为有效、易学、易操作、易掌握的保健之道，人们自然高度关注，政府也很重视。社会的发展，科技的进步，使人们对滥用药物、盲目治疗所产生的负面效应有了更清醒的认识。于是以手部按摩诊断疗法为主的自然疗法应运而生了。学习、运用手部按摩诊断疗法，可以充分发掘人类自身的康复本能，抵御和消除疾病，维护自己和家人的健康，为越来越多的人所推崇。

手部诊断按摩疗法是中医学的宝贵遗产，也是我国广大劳动人民在与疾病的长期斗争中、历代医学家在医疗实践中，通过反复摸索、验证、总结所创立的一门独特的诊疗方法。而以季秦安先生为代表的季氏手部按摩诊疗法是手部诊断按摩疗法的一朵奇葩。

季先生是自然疗法名家，在中国手疗领域颇有建树。他对手部诊断按摩疗法进行了深入而全面的研究和总结，以中医学理论为基础，以反射学原理为依据，通过手部的经络与全身脏腑、组织、器官联系进行诊断和调理各种疾患。他的手部诊断疗法具有简单、易学、易掌握、易操作的特点，同时具备不受时间、地点、环境、设备等条件限制的便捷性，与当今人们追求的健康之道相一致。

人类健康之源，回归自然之道。季氏之名家绝技，人人可以学会，人人可以受益！

是为序。

国家中医药发展战略研究课题组原组长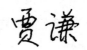

2011 年 8 月于北京

自然疗法的一朵奇葩——手部反射疗法

　　自然疗法是 19 世纪末期才提出的一个医学术语，但其哲学指导思想可追溯到几千年前。早在我国的中医经典《黄帝内经》中就有比较系统的论述，人起源于自然，发展于自然，人与自然统一，人生活在自然界，作为自然界的产物，其生理功能和病理变化不断受自然界的影响和自然法则的支配。现代科学证明，人体的空间物质组成与宇宙星体物质组成是一致的，宇宙星体运动的时间节律是生命活动的信号，这证实了人类是时空的产物，说明我国古代先贤论断的正确性。

　　2000 多年以前的西方医学之父希波克拉底曾说："病人的医生就是病人的本能，而医生是帮助本能的。"他明确指出了人体具有自我调节、自我修复、自我抗病康复的"自然自愈本能"。这种人体固有的、强大的自然自愈系统，其功能是其他各种治疗方法不能取代的，它使人体可以保持一个健康的体魄。人类为了健康生存，在与自然抗争中发现并创造了各种诸如食疗、药膳、药浴、药敷、刮痧、手疗、足疗、点穴、针灸、推拿、香熏、耳穴刺激等的自然疗法，这些疗法各具特色、简单易行、方便实用、疗效确切，以利用自然激发人体固有的自愈系统来防御疾病、治疗疾病，使人健康长寿。其中，手疗特色较为显著，这里说的手疗是指手部反射疗法。只要能学会手疗用法和掌握手疗技巧，找准手部反射区，既可进行自我调理，又可以对他人进行调理。手部反射疗法，不受时间、地点、设备条件的限制，易学、易操作，且安全、有效、简单、方便、实用。

该书是中国自然疗法名家季秦安先生对手部反射疗法集二十多年的反复摸索、验证、总结所集成，深入浅出，通俗易懂，便于掌握。一书在手，人人健康。

该书付梓，必将启迪读者，为编者志贺，寥寥数语，特志为序。

国家级中医师承导师
中国针灸学会陕西分会副会长
陕西省名老中医

2011 年 8 月于咸阳

目　录

第四章　手随心转，法从手出
——可以点石成金的手疗小诀窍　　65

第一章　生命就在手中

手上为什么会在不知不觉中出现斑点？为什么斑点会有不同的颜色？手指为什么会伸不直？为什么手上的青筋会暴露出来？为什么指甲上的"小月牙"会渐渐消失？这些都是双手在向我们发出身体疾病的信号。

你真的了解自己的手吗

手是我们日常生活中最重要的身体器官之一。我们每天都在用手做事情，工作、学习、交往等都离不开手。相比较耳朵和脚，我们的手是最容易被看见的，手上有什么变化也可以随时随地被发现。

生活中，每天都要用到手，而我们对自己手的了解又有多少呢？为什么天气寒冷时，你会本能地搓手？为什么当身体不舒服时，你会不自觉地用手去抚按病痛之处？

《黄帝内经》中有大量关于手与内部脏腑之间相关联的介绍，例如《灵枢·论疾诊尺》中记载："掌中热者，腹中热，掌中寒者，腹中寒。"再如《灵枢·动输》中说："夫四末阴阳之会者，此气之大络也"，意思是说手足是阴阳、经脉、气血会合联络的部位。

手的功能与人体生命力的旺盛或衰弱有着密切的联系。

经常活动双手和按摩双手，可以改善血液循环，可以防止血脂偏高和脑动脉硬化，可以使消化系统畅通。常按摩双手大小鱼际，可以宣肺防咳、理脾、调肝明目。按揉五指可使四肢活动自如。常搓手背，可以增强造血功能、提高免疫力，让脊柱伸弯自如，让颈椎活动灵活。

这说明，在我们的双手上，蕴含着与身体密切相关的、不为人知的秘密，观手可以知健康。

手上到底有什么

手部有极为丰富的毛细血管网和末梢神经，有与人体各部联系的经脉。其中，有2条与心脏联系的经脉，3条通向头部的经脉，6条与全身沟通的经脉。手部有344个穴位与14条经脉贯通，有70多个身体脏腑、组织、器官的反射区。这些特性使手特别敏感，与身体的健康状况产生密切的联系。

双手是我们身体健康的窗口。根据中医的整体观念和生物全息学说，脏腑、组织、器官等的生理功能变化都能反映到手部。人体各脏腑、组织、器官都在双手有相对应的反射区，也就是说全身的脏腑、组织、器官，在手上都有其相对应的部位。当人体某个组织或器官功能失调或有器质性病变时，疾病的信息就会从手部反映出来。通过对双手色泽、形态、温度、湿度等的观察和触摸，即可查出人体内五脏六腑的病变。有许多疾病尚处在萌芽状态，用西医仪器也很难测出，却能通过手部反射区早期发现。

手是人们生活、工作、学习与自然和谐并存的重要器官。人体内部信息都可通过双手而得到，特别是双手与大脑和心脏有着密切的关系。所以，人们又将双手称为"第二大脑""又一个心脏"。经常按摩和活动双手，不但能调节全身的机能、促进血流循环，而且能恢复大脑功能、延缓衰老，能起到强身保健的作用。

什么是手部反射区

我们人体的各个脏腑、组织、器官在双手上都有对应的区域，我们把手上这些特定的对应区域就叫作"反射区"。有人曾经对反射区做过一个形象的比喻："比如您住在18层的18室，我在单元门楼下按1818，那么，您家的门铃就会响，别人家的一定不会响。人体反射区就像这些数字，而我们的脏腑、组织、器官就是住户和门铃，它是一个准确对应的关系。"

手部反射疗法正是建立在"全息胚"及神经反射理论基础上，认为人体各脏腑、组织、器官在手部有着相对应的区域，其排列与相对应脏腑、组织、器官的解剖位置基本一致，可以反映相应脏腑、组织、器官的生理病理信息，因此，手部反射疗法也称为手部反射区。

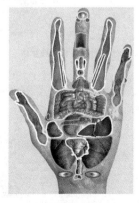

左手掌反射区

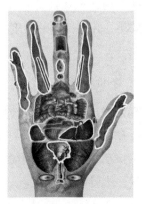

右手掌反射区

3

当我们身体的某个脏腑、组织或器官发生病变时，它们对应在手上的区域就会产生组织变异现象。手部反射区的变异，或以红、白、褐色斑点的形式显现；或以触摸时的沙粒感、条索感的形式显现等等。总之，手部反射区就是人们的双手能够反映其相对应脏腑、组织、器官的生理病理变化的一个特定区域。手部反射区的异常变化，可以反映出我们身体的健康状况。

当采用一定的按摩手法或其他形式刺激这些区域，就可调节人体各部分的机能，取得防病、治病、保健强身的效果。

手部反射区按摩的手法

手部反射区按摩的手法较多，最常用的有以下 10 种手法。这 10 种手法简单易学，随时随地都可操作。

1. 拇指按揉法

操作者拇指伸直，其他四指弯曲紧贴于患者掌面，用拇指指腹按揉患者手部反射区。（注意：要以一定的方向揉动，并保持同一力度。）

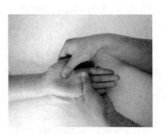

拇指按揉法

2. 拇指按压法

操作者用拇指指腹或拇指桡侧偏锋按压在反射区上，上下垂直运动。（注意：动作移动范围不可过大，缓缓压下，然后再慢慢抬起。）

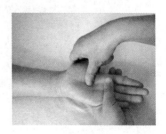

拇指按压法

3. 拇指点按法

操作者拇指伸直，其他四指弯曲成空拳状，用拇指指端垂直用力，点于患者反射区上。（注意：点按时，力度要强，由轻而重，缓慢点下，轻轻放松抬起。）

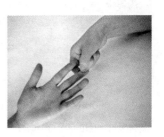

拇指点按法

4. 拇指推压法

操作者虎口张开，腕关节伸开，用拇指指腹或拇指桡侧面紧贴于患者反射区上，其余四指伸直或略弯曲，单向推压移动。（注意：推压时，速度要缓慢均匀，用力不可忽轻忽重，起点和收尾用力要一样。）

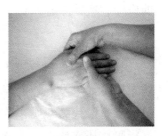

拇指推按法

5. 捻法

操作者拇指和食指呈钳状，其余三指弯曲，紧贴于掌面，拇指的指腹，食指的指腹或桡侧面紧夹在反射区上，来回旋转揉动。（注意：捻揉时，速度要均匀，力度要轻柔缓和，动作协调而有节奏。）

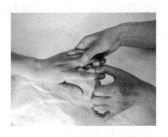

捻法

6. 浮摸法

操作者拇指和中指成钳状，或用拇指按揉手势，拇指指腹和中指指腹轻轻贴浮于患者反射区上，单向或旋转运动，用力非常轻，有似贴非贴的感觉。（注意：浮摸法运动要轻柔缓慢，

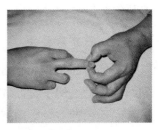

浮摸法

绝对不能太快，越轻效果越好。）

7. 掐法

操作者将拇指和食指分开呈圆弧形状，拇指指端和食指指腹夹住患者反射区。掐时要逐渐用力，时间要短。（注意：当反射区有疼痛感觉时，立即松开，然后再掐。）

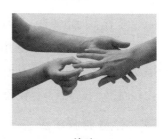

掐法

8. 滚动法

操作者用一根与筷子粗细相当的按摩棒（如果没有按摩棒，可用铅笔或筷子暂时代替）贴于反射区上，拇指指腹按压在棒上，食指桡侧稳住按摩棒的另一端，前后滚动。（注意：

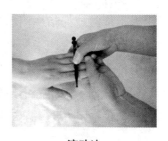

滚动法

施用该法时，速度要缓慢，力度要适中，而且要始终保持同一力度。）

9. 刮法

操作者把刮具放在患者反射区上，刮具与反射区表面呈45°，拇指与四指捏住刮具，单向移动。（注意：速度要缓慢，用力不能忽轻忽重，角度始终要保持45°。）

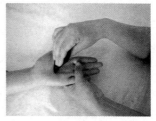

刮法

10. 手部牵引法

操作者将拇指和食指呈钩状，分别贴于掌骨头的手背面和手掌面，然后轻轻地拉伸。经常用到牵引法的是颈椎反射区和腰椎反射区。

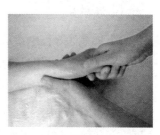

手部牵引法

手部反射区按摩的力度和速度

许多人按摩时掌握不好力度，往往是用力过重，认为越用力，效果越好。其实不然，反射区按摩并不是用力越重越好，而是要适当用力，该重则重，该轻则轻。

通常属于血液循环方面的疾病，我们要求采用非常轻柔的手法，似摸非摸，轻柔舒缓，即"浮摸法"，小到血液、津液循环问题，大到全身脏腑、组织、器官问题，都可以用浮摸法去做反射区。比如说，用很轻的手法按揉脾反射区，你的口中会感到有唾液产生，而用重手法就没有这种感觉。再比如说，许多老年人眼睛干涩，经常用浮摸法按揉肝反射区，就能减缓眼睛干涩症状，还能预防或消除老花眼。

一般来说，凡需要活血化瘀的手法，都要用轻手法。但治疗疼痛病时，则需要用重手法、强刺激，以痛治痛。手法的力度不同会产生不一样的效果。按摩的速度和力度具体还要根据患者的年龄、性别和病情状况等而定。

那么，反射区按摩的速度怎样把握呢？什么样的速度和频率才能达到最佳治疗效果呢？这需要耐心地摸索和体会，尤其是心脑血管疾病如高血压病，潜伏期长，老年人得这些病的比例高。因此，治疗时特别要注意采用适当的速度和频率。一般情况下，心律失常、心动过速、心动过缓、震颤麻痹、房颤等，都要慢慢地一下一下去做，通过反射区的按压，促进心脏肌力慢慢恢复。病情缓解后，可以按每分钟 60 次的速度按揉，推按血压反应区调理高血压病，基本上是 1~2 秒推一下，用浮摸法均匀地推按，切忌忽慢忽快、忽重忽轻。当治疗背部阴冷、皮肤瘙痒时速度要快，用慢手法效果不好。针对不同的疾病，可借助计时器（手表等）卡时间来练习掌握反射区按摩的速度。

手部反射区与经络腧穴的关系

手部有 6 条经脉，手三阴经和手三阳经，与反射区有着非常密切的关系。

大鱼际处有肺经，其循行沿上肢内侧桡侧缘到达手掌大鱼际缘，沿着拇指桡侧到达指端。因此，大鱼际上有青筋就和肺有关系。

小鱼际上有青筋，不仅与肺反射区有关，还要考虑心经和小肠经因素。心经在上肢的循行：经前臂内侧后缘，循尺侧腕屈肌的内侧，到掌后豌豆骨进入掌中，循第四、五掌骨之间循行经过小指外侧出于小指末端。心主血，肺主气，心和肺主要是心血和肺气的关系，血的运行有赖于气的推动，气的运行有赖于血的运载。心肺相互配合，保证气血正常运行。肺气虚弱，则宗气不足，推动心血无力，血行不畅，心主血脉功能减退；血行不畅，也会影响肺气的宣发和肃降。

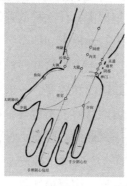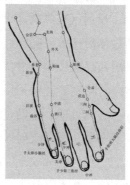

手部经络

大鱼际肺反射区望诊异常，要联系肺经、大肠经病变。若靠近肺经循行线上有斑点，就要调理肺经上的穴位，找敏感点。若靠近大肠经循行线上有斑点，要调理大肠经上的穴位。

小鱼际肺反射区异常，就得考虑心经、小肠经病变，选择心经、小肠经上的穴位调理，并要检查心脏、小肠脏腑功能是否正常。若在小鱼际发现包块及颜色变化，并有气喘、干咳、小便发黄、颜面发热等症状，要调理心经、小肠经和肺经。

掌中有心包经循行，心包经沿前臂内侧中线，过腕部，入掌中，沿第三掌骨，出中指桡侧端。中指指腹中间为脑垂体反射区，掌中有子宫、宫颈、阴道、膀胱、前列腺、气管及食道等反射区，治疗这些组织、器官相关疾病时要同时调理心包经。

女性生殖器官、男性前列腺有疾患，心脏功能大多不理想。在手部可用刮板刮掌面中心（心包经循行线、心反射区、女性生殖器官反射区、男性前列腺反射区），离心方向从腕部刮到中指指腹，效果很好。内分泌功能紊乱、老年性阴道炎、卵巢囊肿、更年期综合征等都要做好心脏调理。

心主汗，"汗为心之液"。有很多人不出汗，憋得很难受。有的人有风湿病，体内湿气大，有水，不出汗体内水出不来，可在手掌调理。用一只手的食指、中指、无名指、小指的指腹（肝、心、肺、肾）在另一只手掌心用浮摸法旋揉7次，再反掌用指背从掌根向指尖推一下（推心包经），做7次，左右手都做。左手顺时针、右手逆时针向大拇指方向旋转。注意动作要缓慢、速度要均匀。推心包经，就调理了心脏，推了马上出汗，可以起到排毒作用，这时手指上就有异味。对心律不齐、心动过速或心动过缓等症状，调理效果都很好。

左手脾反射区在大肠经循行线上，右手肝反射区和大肠经也有关系。大肠经循行从食指桡侧端开始，沿着食指的桡侧缘，向上经过第一、第二掌骨之间，进入拇长伸肌腱和拇短伸肌腱的中间，沿上肢外侧前缘上行。

左手肝反射区在三焦经循行线上，右手脾反射区也在三焦经循行线上。手少阳三焦经起于无名指尺侧端，向上沿无名指尺侧至手腕背面，上行尺骨、桡骨之间，循行线上有骶骨等反射区。

肝、脾都是气血生化之源，都能促进水液代谢。肝藏血，主疏泄，若失疏泄，气机不通；脾统血，主运化水液，脾运水液功能减退，必导致水液停滞，生湿生痰，甚至水肿。而三焦经是气血循环、水液升降出入的通路，主持清气，通行水道。肝、脾功能正常与否和三焦经的通畅与否有密不可分的关系。

无名指是下肢的反射区，桡侧有血糖反应区，三焦经循行于无名指尺侧。有很多人经常外出，走路多，腿疼，在手部无名指处，用另一手拇指向心推向掌面，从指腹推到掌部，推21次，直至发热。可以调理下肢气血循环。也可在腿部推摩，从小腿部向大腿部推摩，发热为度。

三焦通，下肢畅。很多人特别是女性，经常感到下肢发冷，两脚冰凉，这是因为腿部距离心脏远，气血循环慢，再加之地球的吸引力等因素，易引起三焦不通畅，可以在手部调理三焦经。方法是用拇指指腹在无名指指背离心方向推，调通上焦；用拇指指腹向心方向推，通调下焦；用拇指、中指在无名指两侧来回推摩，调理中焦。以7为基数，做7的倍数，双手都要做。

颈椎反射区与手太阴肺经，胸椎反射区与手阳明大肠经，腰椎反射区与手厥阴心包经，骶骨反射区与手少阳三焦经，尾骨反射区与手少阴心经、手太阳小肠经，都有密切的关系，在反射区诊断、调理、治疗时，要仔细观察经络循行线上的斑点、颜色、形态等变化，并做相应的处理。

解决颈椎问题，还要同时调理肺经。

胸椎不舒服背部痛，在大肠经上找穴位调理，关键是找敏感点。可点按住商阳或迎香穴活动胸椎，体验经脉与脊椎的关系。手阳明大肠经循行起于食指末节桡侧（商阳），经食指桡侧、第二掌骨桡侧、前臂前方、上臂外侧前缘、肩胛上部、颈项前外侧，通过面颊，止于鼻孔两侧（迎香），共20个穴。

腰椎不舒服，可在手厥阴心包经上找敏感点。调理内关穴，尤其对第三腰椎效果好。一手的拇指轻轻地掐在另一手的内关穴上，轻力度向心方向施力，患者可以动动腰部体会感觉。操作的关键是方向和力度，力度一定轻，方向要准。若离心方向点按，第三腰椎马上就有痛感。

骶胯部和三焦经有密切的关联，有的人不小心脚脖子崴了，只注意脚，不想骶胯部，脚不痛了但骶胯部仍然有问题。脚部反射区是三焦经的起始点，骶胯部疼痛，三焦经也会有问题。手部调理方法：患者手背向上，男先左手女先右手，施术者中指垫在患者无名指指腹下，拇指和食指掐在指腹两侧，三指同时用力掐（三角力）。掐左手治左侧，掐右手治右侧。三焦经有问题在手部骶骨反射区按揉，同样可以调理。

尾骨反射区与小肠经、心经、生殖系统、泌尿系统都有关联。小肠经循行经过手背第五掌骨尺侧，心经循行经过手掌第四、五掌骨间，尾骨有问题，还要调理小肠经和心经。尾骨尖后勾，可采用扳直小指远节指骨段的方法调理。

心脏问题（心肌梗死、冠状动脉硬化等）可掐按尾骨反射区，找敏感点调理。在尾骨反射区上下按压揉动，可调理心脏病。在尾骨反射区中点（少府穴）上下对压揉动81次，可以调整血压。

学会通过双手与身体对话

祖国医学认为，人体是一个有机的整体，各脏腑、组织、器官之间存在着相互作用和因果关系。局部病变是全身病理反应在局部的体现，也就是说，全身的病理变化可反映在局部，局部变化也可以体现于全身。任何内脏的病理变化，都必然会通过种种现象表现于体表，通过审察种种表现于体表的症状和体征，就能测知其内在疾病的本质，这便是祖国医学诊断的基本原理，也是我们手部诊断的基本原理。

"见微知著"，是指医者通过患者细微的变化，就能测知身体整体的情况，我们手诊也不例外。五脏六腑、形体肢节的病理变化在手上都有反射区，根据手部的色泽、形态、温度、疼痛、皮下组织等异常现象，辨别疾病的性质、部位、新旧，推断疾病的发展趋向，进而根据手部的变化调治疾病。这就是察手测疾病的道理，也是"见微知著"的具体表现。

传统手诊的顺序大多是男看左手、女看右手，男女不是双手同时看。其实，这是不妥的。因为不论男女，左手和右手都是身体不可分割的部分，不管男性还是女性，人体的经络都有左右循行路线。所以看手部反射区时，双手应该同时观察，这样才能完整地、准确无误地检查出身体的病理变化。

我们可以通过望诊和触诊来诊断疾病。望诊是看手的色泽和形态。比如说，在色泽上，健康的手明润含蓄、红黄隐隐；手呈青黑色为痛，因为气血瘀滞则青，瘀久则黑；手呈黄赤色为湿热，因为热则脉络充盈而赤，湿热内盛则黄；手呈白色为寒，因为寒则脉络收缩，血行缓慢而色白。为了进一步证实望诊的准确性，弥补望诊的不足，还要进行触诊。触诊就是对手部反射区的温度、触感、疼痛感的检查。通过触诊，可以检查出手部反射区有无疼痛、沙粒、结节、包块等。例如，用手的拇指、食指在反射区触摸，若有沙粒感，提示有炎症、结石，或者骨刺；若有包块感，提示有肿瘤或囊肿；若有条索感，提示有器质性病变。

就拿手上的斑点来说，大多数人认为手上的斑和点是色素沉着的原因，其实，斑点也是人体病理的一种反映。原因是当人体的脏腑、组织、器官有了病理变化时，脏腑、组织、器官就会有局部的病灶区域，由于受不同致病因素的影响，病灶区域血液微循环受阻，血液滞留，手部颜色就有各种不同的变化，相对应的反射区上就出现色泽不同、大小不等的斑点。

一般来说，浅红色斑点提示疾病初期，或有炎症；深红色斑点提示疾病中期，较重；紫红色斑点提示疾病后期，病情加重；咖啡色斑点提示有器质性病变，或有外伤。

不是只有体检报告才能告知你身体的健康状况，要知道，我们的身体自己是会"说话"的。身体会通过手足等的变化告诉我们隐性的病变，每个人都应该学会与自己的身体对话，将健康生命握在手中。

第二章 疾病逃不脱的"五指山"

——季氏五指诊断法

当你伸出双手，你身体的秘密就已经暴露无遗了。我们的手指会告诉我们许多身体的秘密。通过观察五指的粗细、长短，有无歪曲，比例是否正常，是否有斑点等，可以得到很多身体疾病的信息。

五指与五行

五指生来有短长，三长两短不一般。

五指为五行所化，为五脏之端，为五志之态，故兼天地之灵，蕴天地造化之机。中医推拿学的小儿推拿中，运土入水而止泻，运水入土以养脾，清心经治心火旺盛，清肝经可平肝泻火，即基于此理。而气功之手印，道家之掐指诀，亦与指掌五行制化有着密切的联系。

中国五行学说认为，世间万物均有五行属性，同一属性间相互感应。五行与五脏是对应的。五行即木、火、土、金、水，天地万物在五行相生与五行相克的作用下，对人类产生相生相养的作用。

五行	木	火	土	金	水
五指	食指	中指	拇指	无名指	小指
五脏	肝	心	脾	肺	肾
五腑	胆	小肠	胃	大肠	膀胱
五味	酸	苦	甘	辛	咸
五化	生 （发芽、飞腾）	长 （成长）	化 （开花、结果）	收 （收获）	藏 （收藏、潜伏）

根据中医阴阳五行理论，将手五指分为：

拇指属土，远节指骨段为脾，
　　　　　近节指骨段为胃。

食指属木，远节指骨段为肝，
　　　　　近节指骨段为胆。

中指属火，远节指骨段为心，
　　　　　近节指骨段为小肠。

无名指属金，远节指骨段为肺，
　　　　　　近节指骨段为大肠。

小指属水，远节指骨段为肾，
　　　　　近节指骨段为膀胱。

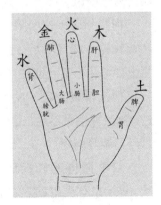

手指五行图

拇指——脾胃相连

拇指（脾、胃），五行属土。

拇指指腹圆鼓，非常饱满，用手压很快能弹起来，提示脾脏健康；若压下去，弹起来比较慢，提示脾脏功能失调；若压下去弹不起来，弹性很差，提示脾脏有实质性问题，多数为贫血、造血功能失调，女性有崩漏。

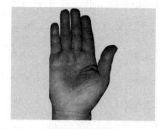

拇指指腹圆鼓饱满

拇指指腹扁平，提示脾胃不和、忧思伤脾、性格忧郁，易患抑郁症。

拇指扁小不易弯曲，提示脾胃虚弱，易患中风。

拇指指腹干瘪凹陷，提示脾统血功能较差，脾气不足，脾功能虚弱，易出现消化不良、便秘、腹胀等问题。

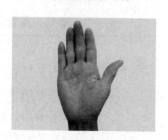

拇指指腹扁平

拇指指腹凸起，说明脾脏功能亢进，致使脾生血不足，易出现流鼻血、月经不调等问题。

双手拇指近节指骨掌面纹理散乱，提示患有头痛（若仅出现在左手，则偏左侧头痛；若仅出现在右手，则偏右侧头痛）及失眠。

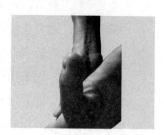

拇指指腹凸起

拇指近节指骨段皮肤粗糙，手感像土粗布，提示患有胃炎或胃溃疡。

食指——肝胆相照

食指（肝、胆），五行属木。

食指指腹凹陷，不饱满，压下弹不起来，提示肝藏血功能较差，肝气不足。

食指指腹凸起，提示肝阳上亢，易患高血压病。此类人易怒、易激动、多疑。

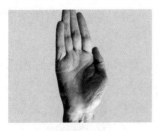 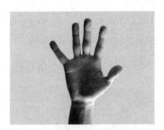

食指指腹凹陷　　　　　　　　食指指腹凸起

食指指尖向桡侧（拇指方向）弯曲，提示肝阴虚，患肝炎的可能性较大。在食指远节指骨段桡侧触摸到沙粒状，提示肝脏上可能有血管瘤。

食指指尖向尺侧（小指方向）弯曲，提示肝阳虚，患有脂肪肝。在食指远节指骨段尺侧触摸到沙粒状，多为囊肿或其他肿瘤。

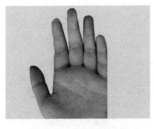 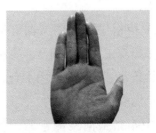

食指指尖向桡侧弯曲　　　　　食指指尖向尺侧弯曲

整个食指向尺侧弯曲，提示肝疏泄功能失调，易疲劳，易怒，女性月经不调，性子急；男性多脂肪肝，好喝酒。

食指弯曲，与中指合拢有空隙，提示胆囊不好，或有胆汁反流性胃炎；若同时在弯曲的食指触摸到沙粒状、颗粒状，提示患有胆石症。

食指指根掌侧纹理散乱，提示易出现头痛、失眠、多梦等问题。

中指——牵心挂肠

中指（心、小肠），五行属火。

中指指腹凹陷，提示心气不足、心肌缺血，有可能造成脑缺氧、供血不足，易发生昏厥。

中指指腹凸起，触摸有螺纹感，提示心律不齐、心动过速。

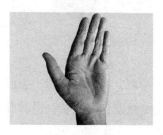
中指指腹凹陷

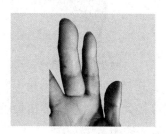
中指指腹凸起

整个中指向桡侧弯曲，提示心动过缓、心阳虚，易造成失眠或头痛。

中指指尖向桡侧弯曲，提示心脏出现了实质性病变，要注意血管狭窄、二尖瓣关闭不全、冠状动脉硬化等问题。

中指指根向桡侧弯曲，提示小肠有炎症。

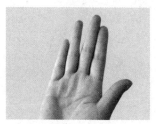
整个中指向桡侧弯曲

整个中指向尺侧弯曲，提示心动过速、心律不齐，易出现头晕、失眠及偏头痛（左手出现左侧偏头痛，右手出现右侧偏头痛）等问题。

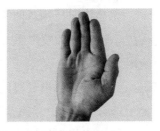

中指向尺侧弯曲

中指指尖向尺侧弯曲，提示心脏肥大；同时在中指尺侧触摸有小包块，提示心肌肥大。

中指指根向尺侧弯曲，提示小肠吸收功能差，易出现腹泻。

中指指根掌侧纹理散乱，提示吸收功能差、消化不良。

无名指——肺腑之言

无名指（肺、大肠），五行属金。

无名指指腹凹陷，提示肺的水液代谢差，功能下降，易出现盗汗和打鼾等问题。

无名指指腹凸起，提示肺功能失调。

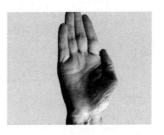

无名指指腹凹陷

无名指远节指骨段向桡侧弯曲，提示患有肺炎、支气管炎。

无名指近节指骨段向桡侧弯曲，提示患有结肠炎，易出现便秘或腹泻。

无名指向桡侧弯曲，中指向尺侧弯曲，提示患有肺炎，易引起肺源性心脏病（简称肺心病）。

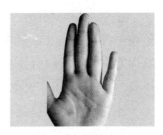

无名指向桡侧弯曲

无名指向尺侧弯曲不常见，若出现提示肺部疾病较严重，多数为肺癌晚期。

无名指近节指骨段向尺侧弯曲，提示直肠有问题，易患痔疮。

无名指指根掌侧纹理散乱，提示患有升结肠、降结肠疾病。

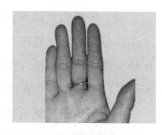

无名指向尺侧弯曲

无名指指根弯曲，提示胰腺有问题，易出现腹胀、腹泻等问题。

小指——"肾"生不息

小指（肾、膀胱），五行属水。

小指指腹凹陷，提示患有生殖系统疾病。

小指远节指骨段向桡侧弯曲，提示肾阴虚（临床表现有手、脚发热）、肾有炎症；同时若触摸有小棱状、沙粒状，提示患有肾囊肿。

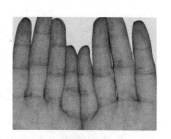

小指指腹凹陷

整个小指向桡侧弯曲，提示患有生殖系统疾病。女性多为月经不调，若同时中节指骨段触摸有沙粒状、包块状，提示患有子宫肌瘤、卵巢囊肿。

小指指根部向桡侧弯曲，提示膀胱有炎症。

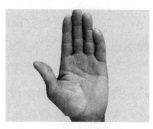

小指向桡侧弯曲

小指远节指骨段向尺侧弯曲，提示肾阳虚（临床表现有手、脚发凉），常有腰痛的感觉。

小指指根掌侧纹理散乱，提示患有泌尿系统疾病。

小指与其他四指不能合拢，提示肾脏有问题。

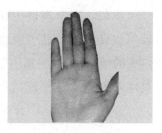

小指向尺侧弯曲

小指指根部与无名指有空隙，提示患有泌尿系统疾病。男性若同时小指桡侧面有横条纹，提示前列腺肥大或增生。

动手动脚，"OK!OK!"

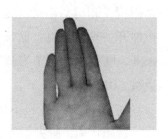

小指指根部与无名指有空隙

手拇指为阳，其余四指为阴。拇指为两节指骨，阳中有阴；食指、中指、无名指、小指有三节指骨，阴中有阳。手背为阳，手掌为阴。左手为阳，右手为阴。手的五指对应五行，小指为水（肾、膀胱），无名指为金（肺、大肠），中指为火（心、小肠），食指为木（肝、胆），拇指为土（脾、胃）。

手的五指对应经脉循行，小指为心经、小肠经，无名指为三焦经，中指为心包经，食指为大肠经，拇指为肺经。

手的五指对应人体反射区，小指、拇指为上肢，无名指、食指为下肢，中指为头面部。

足部是足三阴、足三阳6条经脉的循行交接处，脾经、胃经、肝经、胆经和膀胱经的井穴都在脚趾尖，肾经的井穴在足心。

口形、发声都与脏腑运动阴阳调理有关联，当口喊"O"时，腹部吸进，口喊"K"时，腹部鼓起，等于按摩腹部脏腑，对便秘等肠胃疾患都有调理作用。

所以，有节奏地运动手足部，就可以调理上下肢、头面部、五脏六腑的疾患，达到平衡阴阳的作用。具体方法是：

1. 准备动作

取坐姿，双手置于胸前，拇指、食指指尖相对，小指、无名指、中指伸开，双腿伸直，面带笑容，口张开，随手、足有节奏地运动，同步喊"OK! OK! OK"。

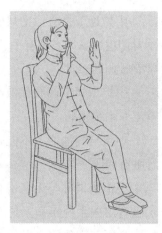

准备动作

2. 调理膝关节、小腿部、肩部、上肢及眼部

双腿弯曲，脚尖不离地，只磕脚后跟。双手拇指、食指相对不动，小指、无名指、中指同步上下活动，口喊"OK! OK! OK!"

眼部有疾患的，双手拇指、食指作圆圈状置于眼前，口张圆，喊"OK!OK!OK!"

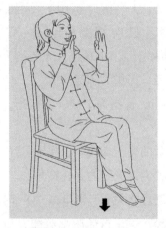

调理膝关节、小腿部、肩部、上肢

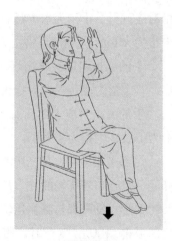

调理眼部

3. 调理腘窝、腰部、臀部

双腿伸直，脚尖尽力上翘勾回，叩脚后跟，双手拇指、食指相对不动，小指、无名指、中指同步上下活动，口喊"OK! OK! OK!"

4. 调理脾脏、肝脏、肾脏

双腿垂直，脚尖下叩，脚跟不离地，磕脚尖，双手拇指、食指相对不动，小指、无名指、中指同步上下活动，口喊"OK! OK! OK!"

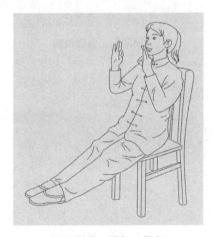 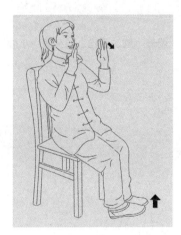

调理腘窝、腰部、臀部　　　　　　　调理脾脏、肝脏、肾脏

5. 调理小脑、颈椎、前列腺、小腿

双腿弯曲，脚尖不离地，双脚后跟相对磕击，双手拇指、食指相对不动，小指、无名指、中指同步上下活动，口喊"OK! OK! OK!"

6. 平衡阴阳、调理气血

双腿弯曲，双脚整体上下磕击，同时双手拇指微动，其余四指较大幅度运动，口喊"OK! OK! OK!"

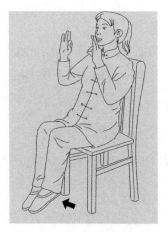

调理小脑、颈椎、前列腺、小腿

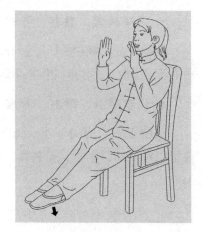

平衡阴阳、调理气血

第三章 手中有福音，心中有健康

——莫让生活小问题成为身体大"杀手"

人的身体就像一棵大树，不良的生活习惯就好比是蛀虫，长期潜伏在这棵大树上，日积月累，等到力量积蓄到一定程度，就会诱发各类疾病。

启惠人生，健康是福

在日常生活中，一些我们习以为常，甚至从来没有注意的生活细节，如站、走、坐、卧、吃饭、睡觉等，如果平时不注意养成良好的生活习惯，错误的习惯日积月累，就会使我们的身体产生疾病。

比如说吃饭，有的人习惯吃得特别快，有的人习惯嘴发声响，这些都不好。吃饭时要闭嘴嚼，舌头搅动，津液分泌越多，消化就越好。有的人要求每顿饭都达到十分饱，这样才觉得生活滋润，这也是不正确的。其实吃饭时感觉七八分饱是最好的状态。美国做过一个动物实验：两群猴子，各 100 只。每天吃饭时，一群吃饱为止，一群只吃七八分。10 年过后，每餐必饱的猴子肚子大，患高脂血症、脂肪肝、冠状动脉粥样硬化性心脏病（简称冠心病）的多，100 只病死 50 只；另一群只吃七八分饱的猴子，健康、苗条、精力充沛、活蹦乱跳，100 只仅死了 12 只。15 年后，餐餐吃饱的猴子都死光了，高寿的都在吃七八分饱的猴子中。

再比如说，很多人坐着爱跷二郎腿，这样整个身体轴线就会有变化，骨节发生位移，体内脏腑也会变化，影响气血的运行，这样日积月累，必然会给身体招来"隐性杀手"。有的人看电视、看书，歪着脖子，躺在沙发上，时间长了造成脊柱变形，颈椎同样也被影响，对我们身体都不好。

还有一些人，尤其是女性，习惯用脚踩抹布擦地板。殊不知，长期这样下去，会给身体带来很大的伤害。站立要直，两条腿受压要一致，防止髋骨变形。特别是女性，生小孩后骨盆要合拢，更要注意。身体不正，骨盆变形，就会刺激脏腑。

人的身体就像一棵大树，不良的生活习惯就好比是蛀虫，长期潜伏在这棵大树上，日积月累，等到力量积蓄到一定程度，就会诱发各类疾病，比如说高血压病、颈椎病、腰腿痛等，有的疾病甚至会直接危害这棵大树的生命。因此，注重生活细节，改变一些不良习惯，不但可以避免一些疾病的发生，而且有一定的保健作用。

乘车挤出的高血压病

有个年轻人问我，他一直血压都正常，也无家族性高血压病史，为什么突然血压高了。经过简单询问，我了解到他上下班都是乘坐公交车，单程约 1 个小时，由于公交车上人多，他一般都是扶把手站立，用左手上举拉把手，右手下垂提包。原因就在这里！人的双手是气血在全身上下循行的调整开关。我们可以试一试，双手举起来，会感觉到自己的气血往上走；反之，双手垂下来，就会觉得气血往下走。把左手举起来，气血向上走；把右手垂下来，气血朝下行。

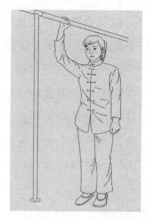

乘坐公交车时，我们最好手平扶；如果扶把手，双手要轮换。如果持续一手上举拉把手，一手下垂提包的姿势，再加上公交车上人多，空气不易流通，有些人的血压自然会升高。所以，建议"公交族"在下车后，不妨将下垂的手举起5分钟，身体再转5圈，调整一下自己的血压。

小心"公交族"挤出高血压

睡觉也能引发高血压病

人的睡觉姿势千奇百怪，有仰卧、侧卧、弓卧等，而且在睡觉的过程中，还会无意识改变睡姿。你在意过你的睡姿吗？其实，不正确的睡姿会引发各种疾病，正确的睡姿会治疗疾病。

我有一个朋友，今年春节来家看望我。闲聊中，我得知他最近检查出患有高血压病，而且早上起床会头晕。经过仔细询问，他说，他近年来睡觉养成了一个习惯：仰卧，而且喜欢将左手放在头顶。原来导致他患高血压病的罪魁祸首就是这个被忽视的睡姿。

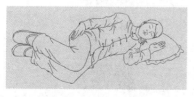

左手高于头睡觉，升血压

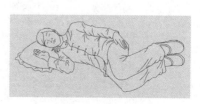

右手高于头睡觉，降血压

27

睡觉也能引发高血压病。睡觉时，左手高于头，血压升高；右手高于头，血压下降。

此外，向右侧弓卧，也可以调整血压。弓形的卧位，有利于全身肌肉最大限度地放松，使身体得到充分休息。右侧卧位有一个好处，就是避免对心脏的压迫，因为心脏在胸腔的左侧，侧卧时应让心脏在上面，有利于血液循环，从而调整血压。另外，老年人的内脏肌肉变得松弛无力，胃肠蠕动减慢，朝右侧卧位便于胃内的食物向十二指肠推进，有利于胃肠的消化吸收，供给全身更多营养。

正确的睡姿，可以治疗高血压病；错误的睡姿，可以引发高血压病。我们一定要注意生活中这些看似不起眼的细节。

手部诊断高血压病

中指桡侧为高压反应区，尺侧为低压反应区，血压值主要观察手指中间段。将中指每一节分为 8 等份，每等份为 10mmHg，由指根向指尖方向计算血压。

手部检测血压有三个步骤：一看，二摸，三掐。

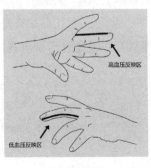

血压反应区

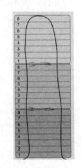

中指每节分为 8 等份

1. 一看

先在中指桡侧中节指骨段和远节指骨段看高压反应区，主要范围 120~200mmHg；再在中指尺侧近节指骨段和中节指骨段看低压反应区，主要范围 40~120mmHg。将食指稍勾回，在血压区观察点、斑、条和隐隐约约的颜色存留。不论什么颜色均是诊断的依据。

有的人血压点多，属血压不稳定。后天型的，为服药血压变化点；精神型的，情绪好血压低或正常，情绪差血压高；还有条状色带，有一血压范围，同属血压不稳定，多为遗传性的。

2. 二摸

血压反应区无点、斑，颜色看似正常。用浮摸法从手指根向指尖滑动，轻轻一推。推后一秒内出现血回流现象，最早出现颜色变化点的地方就是血压定点的位置。

3. 三掐

查高血压，用拇指和食指掐在中节指骨段的桡侧，观察高压反应区的颜色特殊变化点（红、白），最深的点为血压点。

查低血压，用拇指和食指掐在近节指骨段的尺侧，观察低压反应区的颜色特殊变化点（红、白），最深的点为血压点。

手疗调理高血压病

高血压病是一种慢性病、常见病，发病率高，可引起严重的心、脑、肾等脏腑病变。从目前来看，高血压病也是导致心脑血管病死亡的主要因素之一。一般情况下，成年人正常的血压为收缩压 ≤ 140mmHg，舒张压 ≤ 90mmHg。高于此数值，即视为高血压病患者。

2009 年 2 月，我受北京电视台《生活面对面》节目邀请讲解手诊手疗，当讲到高血压病的调理方法时，主持人建议现场为观众做按摩调理。我随机请了一位患有高血压病的女士，调理前护士为她测量的血压是 174/96mmHg。在我指导下由主持人对她进行按摩调理，经过几分钟的手部按摩，护士当即为她测量的血压值为 134/86mmHg。当护士将第二次为她测量的血压值告诉大家的时候，我看到了现场所有人流露出惊异的目光。

其实，要想降压，不妨试一下手部反射区按摩的方法。根据我多年的临床经验，这种方法效果很明显。操作也很简单：一只手与心脏同高，五指分开，掌心向下，用另一只手拇指和中指的指腹轻轻贴浮于中指血压反应区上，用浮摸手法单向运动，从指尖向指根缓缓推动 81 次。做完一只手再做另一只手，最好每天早、午、晚各做 1 遍。

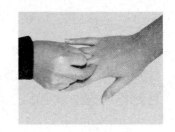

调理高血压

目前高血压病是世界医学难以攻克的一个问题，如果你学会在反射区调理，再配以治疗高血压病的药物，高血压病还是可以控制的。

莫让"糖衣炮弹"摧毁你的健康防线

我有一个学生，是个 80 后。家境比较殷实，父母百般呵护，生怕营养不够，让孩子吃各种营养品。他从小养成了吃奶油蛋糕、喝可乐的习惯，如果没有可乐，就拿甜饮料代替，从来不喝白开水。他平时的零食也以甜食为主，尤其爱吃巧克力。10 岁的时候体重达 50 千克，随着年龄的增长，体重不断攀升。严重肥胖，让他吃尽苦头。后来参加工作不久，就患上了糖尿病、脂肪肝。

也许，对于很多人来说，可乐和甜食的诱惑是难以抵挡的，但我们一定要有所克制。这些"糖衣炮弹"将会给我们带来终身的烦恼和痛苦。

手部诊断糖尿病

双手食指中节指骨段尺侧面、无名指中节指骨段桡侧面有斑点，手部膀胱反射区皮肤呈浅紫色并伴有皮下气泡，是糖尿病的征兆。

胰脏反射区凸起，提示糖代谢紊乱；按压时有疼痛感觉，且反射区呈深红色，提示有糖尿病。

手掌下部与腕掌侧远端横纹平行的地方有白色、红色或黄色的斑点，说明身体里糖代谢不好。

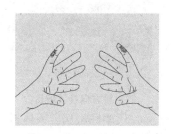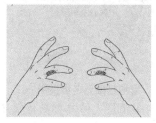

双手食指中节指骨段尺侧面、无名指中节指骨段桡侧面有斑点，是糖尿病的征兆

手疗调理糖尿病

随着人们物质生活水平的不断提高，糖尿病患者的数量也呈

递增的趋势。这种在西方被称为"三多一少症"（吃得多、喝得多、尿得多，体重减轻）的"富贵病"，极易引发多种并发症，所以，很多人患上糖尿病后精神压力和经济压力会很大，甚至"谈糖色变"。其实，糖尿病是可防可治的，只要树立信心，加强防治，就算得了糖尿病，你仍然可以活得很好，仍然可以享受美好的人生。

2006年3月，西安市民政局的一位朋友找到我，非常痛苦地向我诉说了他患糖尿病以来的身体状况以及情绪变化。我随后对他进行了检查，告诉他不要有负担，用反射疗法可以调理糖尿病。根据他的实际情况，我给他制订了反射区治疗方案。我将治疗糖尿病的手疗技巧告诉他，让他在家里自己调理。经过大约3个月的治疗，他的血脂基本正常，排便情况也好转，空腹血糖维持在7.8mmol/L以下，体重增加了1千克。糖尿病有了明显改善。后来，我们在大街上偶遇，他面色红润，精神饱满，说现在基本不用吃药，血糖也很稳定，有信心活到100岁。

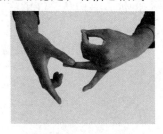
拇指轻推无名指桡侧

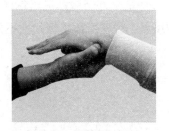
顺时针方向旋转腕骨穴

糖尿病是人体胰岛素供需不平衡的代谢性疾病。人体胃的后下方有一条状器官叫胰腺，其分泌的胰岛素是人体唯一能够降低血糖的激素。当人体受各种因素影响致胰岛素分泌不足或质量下降时，体内血糖就会升高，当血糖升高超过一定范围，葡萄糖就会从小便排出，形成糖尿病。如果我们从中医的气血理论来分析糖尿病的成因，便知道当人体的气血长期处于透支状态时，人体就必须抽取身体储存的养分来使用。这就是中医常说的阴虚体质，这时使用储存能量的透支情形，就称为"火"。此时人体组织内的血液会逐渐减少，骨头中的骨髓也会日渐衰减。当储存的能量降低到一定程度时，就到了中医所说的"阴阳两虚"，此时人体只好开始抽取肌肉里的能量。

明白了糖尿病的病理和成因，我们就要对症下药了。现在我将一些简单易学的手法教给大家，只要你持之以恒，必会达到预期的效果。基本手法：在无名指的桡侧，用拇指轻轻地从指尖向指根推动，推4分钟，越轻越好。另一只手也推4分钟。再在手部腕骨穴顺时针方向旋转揉3~4分钟（双手6~8分钟）。（腕骨穴，手太阳小肠经原穴，在手掌尺侧，当第五掌骨基底与钩骨之间凹陷赤白肉际处。）

什么习惯让颈椎病缠上你

有人说，颈椎病最钟爱3种人：编辑、会计、作家等长期伏案工作者；老师、司机、流水线工人等每天5小时以上保持同一姿势者；人老病自来的，多年积劳成疾，加上平时运动少的中老年人。

其实，不光这3种人容易患上颈椎病，很多人也会得颈椎病，为什么呢？说到底，还是平时生活习惯的问题。

比如说睡觉，人这一辈子大约有1/3的时间都在睡觉，因此，枕头的选择就很重要。枕头不能太高，也不能太低。有的颈椎病患者在认

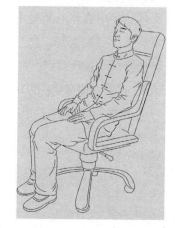

"办公族"午休正确睡姿

33

识上有一些误区，认为患了颈椎病就要枕低枕头，甚至不用枕头，这是不对的。一般而言，枕头的高度应该是与个人拳头等高为好，枕芯最好是颗粒状物，如谷皮、荞麦皮、绿豆壳、草籽等，而用海绵、棉絮、木棉等填充的枕头均对健康不利。枕头的形状以中间低、两端高的元宝形为佳。

再比如，有些人长时间打麻将、看电视，尤其是躺在床上或侧卧在沙发上看电视，使颈椎长时间处于屈曲状态，颈后肌肉及韧带超负荷，也会诱发颈椎病。

还有一些办公族，中午休息时，习惯坐在座位上耷拉着脑袋睡觉。殊不知，长此以往，会给颈椎带来非常大的伤害。因此，午休或在车上睡觉时，不要向前趴着睡，可采取向后仰躺的姿势，并在颈部后面垫一个卷裹的衣服或U形颈舒枕等。

颈椎病的另外一个诱因，就是不正确的使用电脑姿势。有一次，我去一家出版社，一进门，一位年轻的编辑就把我迎到了他的办公室。他的办公桌是L形的，由于桌上书稿较多，电脑被挤放到办公桌的右端。他跟我谈话时，常常扭着身体或者转头去看电脑。再加上人高桌矮，工作时需弯腰低头。看到这个情景，我问他，平时有没有感觉手指头发麻、颈背发酸发痛？他惊奇地看着我说："季老师，您怎么看出来的？经常有啊！"我建议他把转椅降低，并且调到正对电脑的位置；告诉他工作时弯腰低头时间太久，经常扭身或转头看电脑，不仅颈椎容易出问题，腰肌也会受损。

颈椎病的诱因还很多，只要你有保护颈椎的意识，平时多注意生活细节，改正不利于健康的习惯，难缠的颈椎病自然会离你远去。

像呵护脸一样呵护脖子

其实，脖子就像人的脸一样。有的人，一旦脸上起了小痘痘，就会当成面子大事，倍加关注，而就算脖子彻夜疼痛，也当成小事，不予理会。一个朋友早上起床后，颈肩部不适，还牵连到背部，颈背活动也受到限制，她后来去医院检查，才得知自己患了颈椎病。随后，她在医院进行了物理治疗——牵引，又从北京邮购了家庭用的牵引器，虽然花了很多钱，但效果并不理想，往往是"治标不治本"。我听了她的讲述后，建议她试一试按摩治疗。她起初并不愿意，说自己已经放弃治疗了。我当场为她做了手部按摩和手部颈椎牵引，她感觉颈背部一下子轻松了很多，希望重新燃起，请我为她继续治疗。三个疗程后，她很高兴地告诉我，脖子酸、疼、僵的症状没有了，四肢和背部的酸疼感觉也明显减轻了。

《素问·举痛论》曰："按之则热气至；热气至则痛止矣。"按摩手法能起到疏经通络、活血化瘀、消肿止痛的作用，对于颈椎病的治疗也很有效。

1. 颈椎不适的养生与保健

在颈椎反射区向心推按 3~5 分钟，捻揉颈项反射区 3~5 分钟，分推斜方肌反射区 3~5 分钟，双手交替做。

作用：可起到对颈椎的养护和保健。

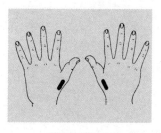

颈椎反射区

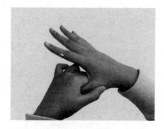

向心推按颈椎反射区

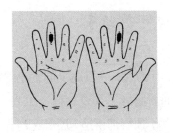

颈项反射区

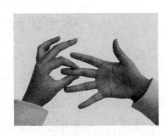

捻揉颈项反射区

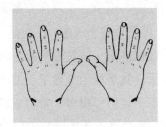

斜方肌反射区

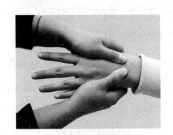

分推斜方肌反射区

2. 颈椎疼痛的调理

在颈椎反射区用拇指向心推按，如发现痛点，用手拇指按压痛点之处，按住后不放，这时张嘴，当嘴张开后，左右转动头部1分钟，然后头回到正位，闭嘴。接着吸气，当气吸满后闭气，松开压在痛点上的拇指，呼气。接下来做另一只手。两手交替操作，动作要领相同，每只手颈椎反射区做7次。

作用：可缓解或调理颈椎疼痛症状。

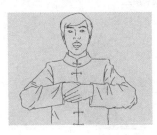

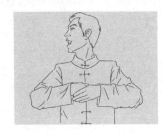

颈椎疼痛的调理

手部诊断颈椎病

如果在手部颈椎反射区发现有浅或深的褐色斑点，用拇指端轻推手部颈椎反射区感到疼痛，则说明颈椎有问题。

对颈椎反射区触摸时，若感觉手下有颗粒状物质存在，则说明有骨质增生或骨刺；若有较宽的条状感，说明颈椎韧带弹性不好，肌肉有硬化现象。

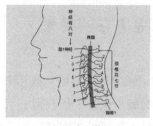

颈椎示意图

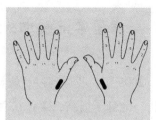

手部颈椎反射区

"观音手捧莲花"

坐姿，头顶中正，双目前视，双手置于胸前，与肩同高，手指向前，掌心朝上，双手感觉捧有一朵盛开的莲花。慢慢向两侧移动，环绕颈部到头后，手指相对尽量靠拢。保持掌心朝上，双目向前看，停留一会，默数1、2、3、4、5、6、7。再慢慢转回胸前起始位置。动作要求越慢越好，速度均匀。来回连做7次。

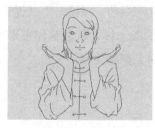

"观音手捧莲花"一

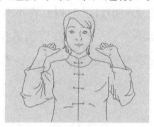

"观音手捧莲花"二

37

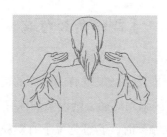

"观音手捧莲花"三

嘴里常泛酸水，原来是胃在"捣鬼"

2009 年，我遇到过一位年轻的记者，为了写稿，他几次来采访我。他脑子活络，工作认真，写的稿子也好，给我留下了比较深刻的印象。在采访将要结束的时候，他说由于要赶稿子，最近几天晚上都在加班，常常饿过头就会出现胃部泛酸的症状，口里常常莫名其妙地会冒出很多酸水，让我给他看看。我看到他手上的胃反射区有红点白晕，按了一下，他马上说疼。我告诉他，这是胃在"捣鬼"，可能是胃炎，建议他到医院检查一下。过了几天，他给我打来电话，说医院检查的结果是浅表性胃炎。他很郁闷，怎么自己年纪轻轻就得胃病呢？

某演员曾经在某医治胃病的广告中说过这样的话："胃疼，光荣！一定是忙工作忙的。"很多年轻人常常因为忙于工作，不大注意呵护自己的胃，胃不舒服了就吃点药，将就一下就过去了。其实不然，一旦一些胃肠道疾病悄悄找上你，就会给你带来很多麻烦，有的会伴随你一生，有的甚至会威胁生命。

"胃痛"离"胃癌"到底有多远

生活中，胃痛在老百姓的心目中不是大事，但一检查出胃癌，恐怕就有天塌的感觉。那么，"胃痛"离"胃癌"到底有多远？

37岁的金先生是某公司的业务主管，经常为生意上的事到处奔波，加班加点，饮食起居没有任何规律。久而久之，金先生落下了胃痛的毛病。每次胃痛得厉害了，他就到药店买点口服药来缓解一下，一种药不止痛了再换另外一种药。然而时间长了，用什么止痛剂也无济于事了。后来，金先生到医院做胃镜检查，已是胃癌晚期。

现实生活中，像金先生这样的胃病患者不在少数，胃病反复发作，他们总是习惯于到药店买药自行服用，直到病情加重，才到医院看医生。此类患者如果检查出是胃癌，大约95%都是晚期。

其实，从胃痛到胃癌也许只有一步之遥，所以我们不能轻视胃痛，要想预防胃癌，就要从预防胃痛开始。

改变不良的生活习惯是"健胃"的关键。

胃之所以不肯好好为我们的身体服务，其主要原因是我们对它太不"尊重"。

1. 总让胃空等，胃只有"消化"自己

胃有自己的作息时间。三餐之时，胃会自动分泌出胃酸及蛋白酶等，等待食物的到来。可是很多白领有不吃早饭的习惯，有时候忙到中午1点多才吃饭，让你的胃苦苦等候。没有食物好消化，胃黏膜就这样赤裸裸地暴露在胃酸里，长此以往就会受到腐蚀。换句话说，胃酸消化的不是食物，而是你自己的胃。另外，不吃早饭，对胆的功能也会有损害，这也是为什么近年来胆结石患者越来越年轻化的原因之一吧。所以，我们一定要养成吃早饭的习

惯，早饭不仅要吃，还要吃好。

2. 睡眠不足也会引起胃病

关于睡眠和胃病的关系，香港的研究员曾经做过一个实验：将一组 10 多只的老鼠，连续 7 天困在会转动的笼子里，每天只让该笼子停止转动 1 小时，目的是干扰这组老鼠的睡眠；而另一组 10 多只的老鼠则如常进食及睡眠。初步结果表明，在睡眠不足的老鼠中，胃溃疡部分平均 12~13 毫米，睡眠充足的老鼠胃溃疡部分只有 4 毫米。这说明，睡眠不足也会引起胃病。睡眠不足会降低胃部血流量，令胃部自我保护的能力降低，容易引起胃溃疡。

因此，对于每一个人来说，尤其是上班族，保持充足的睡眠至关重要，它对于减轻工作压力和预防胃病有很大的作用。

手部诊断胃部疾病

手部胃反射区呈红色，提示有胃炎，红片上带有紫色斑点，提示有浅表性胃炎；呈青灰色，提示有萎缩性胃炎；呈咖啡色，提示有肿瘤。

手部胃反射区有深红色斑点，提示有胃溃疡。

抚摸胃反射区，有结节，且质软，上下浮动，提示胃部有息肉；抚摸胃反射区，有包块，且质硬，按压时疼痛，提示胃部有肿瘤。

经常"安抚"胃反射区，让胃"尽忠职守"

我们可以这样说，在身体的各个器官中，胃是一个情绪化很强的器官。胃病的发生与发展，与人的情绪、心态密切相关。因此，为了让胃对我们的身体"尽忠职守"，我们不仅要保持精神愉快和情绪稳定，避免紧张、焦虑、恼怒等不良情绪的刺激，还要经常按摩手上的胃反射区。

胃痛的症状多种多样。一般来说，偏于寒者，疼痛剧烈，口不渴，喜热饮，或吐清水痰，温热后疼痛有所缓解；偏于积食者，胃部胀满，厌食、恶心、呕吐，吐后疼痛减轻，排便酸臭；偏于肝郁者，胃胀，疼痛放射至两肋，食少、胸闷、吐酸水；偏于血瘀者，胃部刺痛，痛定不移，严重者食后剧痛，或吐血等。

针对以上病因，手上的按摩方法也有所不同：偏于寒者，在胃反射区用重力刮按数次；偏于积食者，在胃反射区用浮摸法顺时针旋转揉动数次；偏于肝郁者，除了在胃反射区重力刮数次外，还要在肝反射区轻轻逆时针旋转揉动49次；偏于血瘀者，在胃反射区轻轻顺时针揉压数次，同时在鼻反射区常按不动。

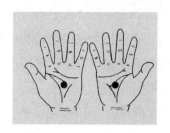

胃反射区

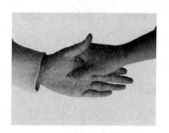

刮按胃反射区

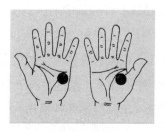

肝反射区

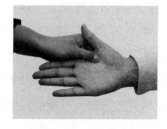

逆时针旋转揉动肝反射区

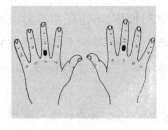

鼻反射区

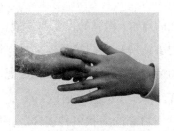

常按不动鼻反射区

弯腰拿重物，这样做对吗

2010年春节前夕，有一个编辑来让我看样书。我见他弯腰时的动作迟缓，表情非常痛苦。我马上意识到他的腰可能出现了问题。后来，他对我说，因为要过春节，前两日单位发礼品，他弯腰从地上抱了两箱礼品，当时没有任何感觉。晚上回家后，腰就开始疼，心想休息一晚上，第二天就没事了。没想到，第二天早上起床反而更严重了。我告诉他，正是因为这两箱礼品把腰给伤了。他百思不得其解，年轻的时候在工地上打工，钢筋水泥都抬起过的，现在怎么两箱礼品就把腰伤了呢？

我们知道，人站立时，脊柱承受的压力为19千克；坐姿时，脊柱和大腿呈90°，脊柱承受力为6千克多一点；平躺时，脊柱承受的压力为3千克多一点；而弯腰时，脊柱承受的压力大大增加，弯腰拿20千克物体，脊柱承受压力为340千克。所以，我们要学习举重运动员，应下蹲拿物体，以减轻脊柱承受的压力。

不要弯腰拿重东西，以防伤腰。腰部在不正确的姿势下负重，会造成突然扭闪，可能引发腰椎间盘突出和腰部慢性损伤。

久坐伤腰，你的腰一定累坏了

2009 年春天，某公司的一位副总经理来到我办公室，说是腰痛得厉害，找了几家大医院都没有看好，经一个老中医介绍来到我这里。我仔细询问了他的日常作息，发现这位经理每天在办公室坐的时间长达 8 小时，甚至更多，开车大约 1 小时，在书房坐着看书或在沙发上看电视大约 2 小时，有时应酬吃饭又会坐 2 小时等。我们来算一下，日常情况下，这位经理每天至少要坐 11 个小时，甚至更多。这样长时间坐着，腰是会很累的。再加上现在的中年人，大多发福，腰上承担的重量就随着体重的增加而增加。鉴于此，我当即给这位副总经理进行了按摩治疗。大约过了两个星期，他给我打电话说，有些效果了，他的腰已经不像以前那样痛了。我让他继续坚持，最重要的是改变久坐的习惯。

为了保护我们的腰，在日常生活中就要注意预防，千万不能再久坐了。晨起最好活动一下腰部，比如前后伸腰、左右旋转等，使因放松一晚上变得膨胀僵硬的腰，逐步适应负重。此外，要多游泳，尤其是蛙泳，可以保障脊椎间组织的营养供应，维持它的弹性，提高脊椎抵抗外来冲击的能力。

手部诊断腰部疾病

触摸手背腰椎反射区，有条索状（刀片刃一样的感觉），按压时有明显疼痛，提示有腰椎间盘突出；有沙粒状，提示有腰椎骨质增生或骨刺。

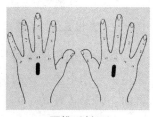

腰椎反射区

多搓手背，防治腰痛

腰痛是一种常见的病证，其病因多为感受外邪、肾虚精亏、闪挫跌扑、气血瘀滞。腰痛常常以女性居多，无论是青春期少女还是中老年妇女，她们一生中或多或少都会有腰痛的经历。如果男性出现不明原因的腰痛，建议到医院做一个相关的检查，以免贻误病情，造成不必要的伤害。

多搓手背，可以防治腰痛。人的手背有多个反射区，其中腰椎和肾反射区就在手背第三掌骨，经常搓手背，实际上就是在给这些反射区按摩，可以达到保健的目的。

这里，我再介绍两种养护和调理腰椎的按摩手法：

1. 腰椎的养护与保健

用食指和中指在手背处向心推按手部腰椎反射区 3~5 分钟，双手交替进行。

作用：起到对腰椎的养护与保健。

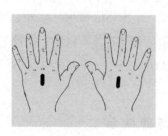 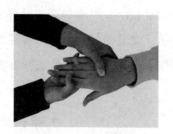

腰椎反射区　　　　　　　向心推按手部腰椎反射区

2. 腰椎疼痛的调理

用一手拇指推按另一手腰椎反射区，如在推的过程中发现有痛点则按住不放，这时活动腰部，向左转动（环转）9 圈，然后再向右转动（环转）9 圈，停下来，换手做，动作要领相同，连做 7 次。

作用：减轻腰椎压力或缓解腰椎疼痛。

对于腰椎间盘突出的患者，可以集中精力，针对相应反射区做牵引和按摩。牵引的基本方法是（此方法需找人协助）：施术者一只手找准患者手部腰椎反射区的相应点，另一手握住患者的手腕部，同时根据患者突出部位和方向进行推压挤按，然后让患者吸气、闭气，施术者松开牵引的手，当施术者完全松开手后，患者再吸气，最后松开按压的手。牵引后可配合以下按摩方法：腰椎、骶骨、尾骨反射区各向心推按 59 次，大腿外侧、小腿外侧反射区各离心推 49 次，臀部、坐骨神经反射区随时点按直到疼痛缓解。

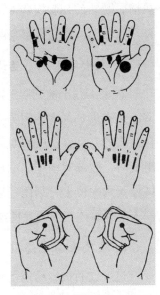

腰椎间盘突出涉及的反射区

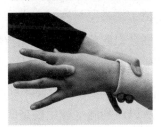

手部腰椎反射区牵引

哪些因素会威胁到男性的前列腺健康

现在前列腺疾病，尤其是前列腺炎频频侵袭男性健康，已经成为最常见的男性疾病。前列腺疾病不仅让患者身体遭受巨大的痛苦，而且让很多男性丢失了信心，甚至对生活和工作也失去了热情。既然前列腺疾病对男性危害如此之大，我们就需要了解在日常生活中，哪些因素会威胁到男性的前列腺健康呢？

1. 久坐的人容易患上前列腺疾病

久坐不利于前列腺健康，如长途车司机、出租车司机、办公室工作人员等都容易因为久坐而患上前列腺疾病，再比如一些爱打麻将的人也容易患前列腺疾病。为什么呢？原因在于：一方面，坐姿时，腹部对前列腺的压力加大；另一方面，坐姿时，前列腺体处于水平位上，细菌经尿道口上行进入尿道，再经前列腺导管侵入前列腺体，引起急性或者慢性前列腺炎。

2. 过度饮酒也伤前列腺

过度饮酒很容易诱发感染和造成前列腺增生。有句俗语叫"无酒不成席"，中国人对酒很钟爱，尤其是工作中应酬多的男性，由于经常要与酒打交道，久而久之形成了对酒精的依赖。为什么酒会引起前列腺疾病呢？喝酒可以使得全身的毛细血管充血，造成轻度的水肿，前列腺也不例外。前列腺由腺组织和肌组织构成，外层由疏松的结缔组织和静脉构成，中层为纤维鞘，内层为肌层，所以前列腺水肿主要是向腺体内肿，腺体容易被感染而出现前列腺增生。

3. 个人卫生和心态对前列腺疾病也很重要

男性要格外注意个人卫生，尤其是生殖泌尿器官集结的下身部位，清洁卫生不好，各种微生物包括细菌、病毒等就可能通过尿道进入体内引起尿路感染而诱发前列腺疾病。

面对快节奏的生活、高压力的工作，男性朋友还要保持积极的心态和良好的情绪。一个情绪长期压抑的人，他的血中免疫球蛋白的水平比正常人低，他患感冒、胃溃疡、前列腺炎，甚至癌症的可能性就比正常人大得多。

远离不良习惯，护卫前列腺健康，是每个男性都应该重视的事情。在日常生活中，男性朋友一定不要疏忽大意，不要放松对前列腺的保护。

手部诊断前列腺疾病

手部前列腺反射区呈紫红色，提示有前列腺炎。触摸该区域，凸起或有肿胀感，提示前列腺肥大。

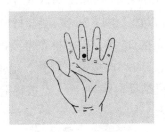

前列腺反射区

自然疗法对前列腺疾病的神奇作用

3年前，一位前来就诊的张先生让我印象很深。年过40岁的张先生，初次来见我时就很紧张，坐在椅子上不停地搓手。为了消除他的紧张，我先与他攀谈起来。经过谈话才知道，张先生有些难言之隐。他在5年前就因为尿频、尿急并伴随有射精疼痛而去医院求治。当时，医生只是凭经验认为他得了前列腺炎，开了一些抗生素给他服用。用了一段时间的药，效果并不明显。他又去找了医生，结果又开了不少抗生素，让他继续服用。但是，服用医生开的药物，只能暂时缓解症状，时间一长就又不管用了。夫妻关系也因此不和谐起来，妻子甚至怀疑他是不是在外面"招惹"了什么不干净的病。为了能彻底治好病，他找了很多医学专家，也试过激光之类的治疗，效果都不好。后来，听他的一位朋友说，在我这里调理好了前列腺肥大，就来找我给他看看。根据他的病情，我给他制定了调理方案。他按时来我这里调理，回家之后再做一些辅助治疗，效果很好。

下面，我把调理前列腺疾病的手部按摩方法教给大家，如果你感觉效果好，一定坚持做按摩，千万不要放弃。

按摩手法：离心推刮前列腺反射区 36 次，相对按揉肾反射区 36 次，离心推输尿管反射区 36 次，顺时针按揉膀胱反射区 36 次，离心推尿道反射区 36 次，向心推睾丸反射区 36 次，顺时针按揉脾反射区 64 次，向心推腰椎、骶骨、尾骨反射区各 59 次，向心推上、下身淋巴结反射区 81 次，点按肾上腺反射区 81 次。

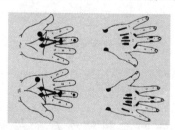

前列腺疾病涉及的反射区

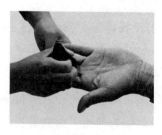

离心推刮前列腺反射区

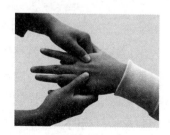

按揉两肾反射区

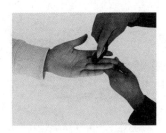

离心推尿道反射区

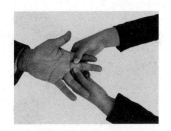

向心推睾丸反射区

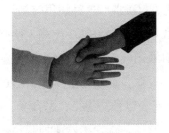

顺时针按揉脾反射区

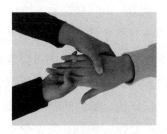

向心推腰椎反射区

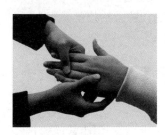

向心推骶骨反射区

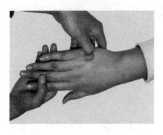

向心推尾骨反射区

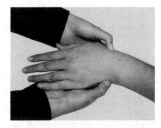

向心推上、下身淋巴结反射区

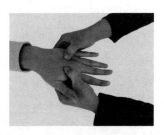

点按肾上腺反射区

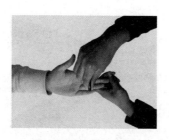
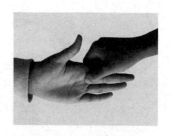

离心推输尿管反射区　　　　　顺时针按揉膀胱反射区

此外，前列腺疾病的治疗不能见好就收，这种病很容易复发，所以在日常生活中学会科学地自我调理也很关键。比如，要坚持适当的体育锻炼，运动可以改善血液循环，促进前列腺液分泌，也能帮助药物吸收，增强抵抗能力；要多饮水，多排尿，通过尿液冲洗尿道，帮助前列腺分泌物排出，以预防感染；忌食辛、辣、刺激性食物，戒烟、酒，保持大便通畅，减少诱发前列腺疾病的因素。再比如，要规律性生活，保持外生殖器的清洁，少穿或不穿紧身内裤等。这些对前列腺疾病的预防及治疗都是很有益处的。

"要风度不要温度"惹的祸

很多女性，遇到月经不调或者痛经时，往往会怀疑自己患上了妇科疾病。其实，痛经或月经不调不一定是妇科疾病，有时候是因为平时受凉、长期心情不好、压力大等引起的，还有的是因为饮食过饱、过饥，或偏食、挑食，或食过热、过凉食物引起。

我们经常会看到，天气很冷了，大街上还有一些女孩子穿着非常单薄的衣服，刻意突显自己苗条的身段。这样做，可能当时觉得很好，但后来就会慢慢发现月经不再按时造访了，有时一个多月或是两个月来一次，量也比以前少了许多。如果出现这些情况，还不及时调整生活习惯，继续让身体受凉，那么很可能会出现更严重的情况：严重的痛经，浑身冒冷汗，痛得厉害时甚至出现呕吐。事实上，女性身体受寒，尤其是经期受寒，会使盆腔内的血管收缩，导致卵巢功能紊乱，可引起月经量过少，甚至闭经。

我们的身体喜欢温暖的环境，女性尤其要注意保暖。经期要防寒避湿，避免淋雨、涉水、游泳、喝冷饮等，尤其要防止下半身受凉，注意保暖。

此外，饮食不注意也会引发女性月经不调或痛经。比如，平时吃过多的辛辣助阳食物，会导致脾胃积热，血海不宁，导致月经过多、崩漏、赤带等；经期食用大量生冷寒凉食物，脾阳就会受损，寒凝血脉，导致痛经、闭经、月经过少等。有些女性为了减肥，饮食过少或节食，这样不仅会导致营养不良，还可能引发贫血，使冲任亏损，导致月经过少、月经紊乱、闭经、痛经等。

女孩子年轻的时候，有些不良的生活习惯不注意，等年龄大了，就会吃亏。有的女性，月经一来，就会因为痛经等影响到工作和生活，每个月的那几天，总是很紧张、很难受，其实只要在平时生活中多加注意，就会轻松很多的。

手部诊断妇科疾病

手部子宫反射区呈红色，且红圈中带白点，提示有子宫肌瘤；呈暗红色，提示经量多，经期长；呈紫青色，提示经期血块多，小腹寒凉，常有痛经现象；呈土黄色，且土黄色内有暗红点，提示有盆腔炎。触摸该反射区凸起，按压时有疼痛感，提示子宫有炎症。触摸该反射区时有结节，若结节柔软，按压时上下浮动，有弹性，提示有子宫囊肿；若结节质硬，按压时不管移动或不移动，均提示有子宫肌瘤。

手部卵巢反射区，呈红色，提示卵巢有炎症。触摸该反射区时凸起，质软，有包块，提示有卵巢囊肿；有结节，提示输卵管有堵塞现象。

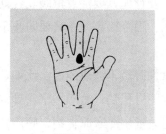
子宫反射区

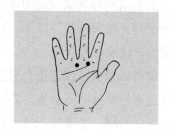
卵巢反射区

几种常见妇科疾病的调理方法

1. 痛经

痛经分为原发性和继发性两种。原发性痛经又称为功能性痛经，病因尚未完全明确，妇科检查生殖器并无器质性病变，可能由精神紧张、体质虚弱、子宫发育不良、子宫痉挛性收缩等因素引起。原发性痛经常发生在月经初潮或初潮后不久，往往在婚育后减轻或自愈。继发性痛经由子宫内膜异位症、盆腔炎、子宫黏膜下肌瘤等生殖器官器质性病变所致。痛经的典型症状是下腹部阵发性或持续性疼痛，有时放射至阴道、肛门及腰骶部。严重时，会出现全腹疼痛、面色苍白、手足冰凉、出冷汗、恶心、呕吐、尿频、便秘等症状。

手部反射区调理手法：

按揉子宫、卵巢反射区各 49 次，离心刮腹腔神经丛反射区

64 次，按揉头部反射区 59 次，点按脑垂体反射区 81 次，捻揉甲状腺反射区 1~2 分钟，按揉肝、脾反射区各 36 次，推按腰椎、骶骨反射区各 59 次。

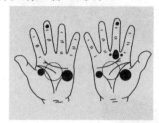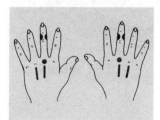

痛经涉及的反射区

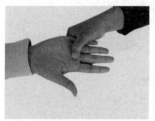

按揉子宫反射区

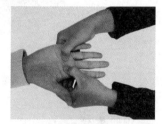

按揉卵巢反射区

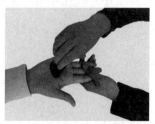

离心刮腹腔神经丛反射区

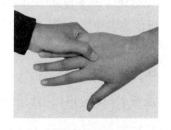

按揉头部反射区

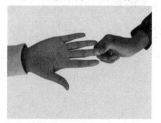

点按脑垂体反射区

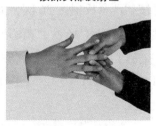

捻揉甲状腺反射区

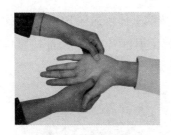
按揉肝、脾反射区

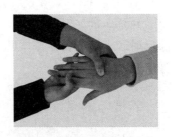
推按腰椎反射区

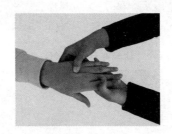
推按骶骨反射区

2. 外阴瘙痒

外阴瘙痒由多种原因引起，常在夜间或月经期加重，瘙痒严重时可使患者坐卧不安，祖国医学称之为"阴门瘙痒"。育龄女性、老年女性常会出现此症状。

手部反射区调理手法：

点按上、下身淋巴结反射区 81 次，掐按脑垂体反射区 81 次，相对按揉两卵巢反射区 72 次，顺时针按揉子宫反射区 36 次，相对按揉两肾反射区 36 次，离心推输尿管反射区 36 次，顺时针按揉膀胱反射区 36 次，离心推腹股沟反射区 59 次，离心推按阴道（尿道）反射区 72 次，离心推按各骶骨、尾骨反射区 59 次（加牵引）。

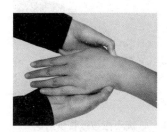

点按上、下身淋巴结反射区

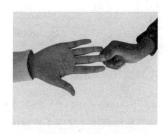

掐按脑垂体反射区

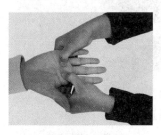

按揉两卵巢反射区

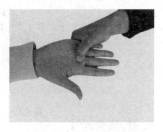

顺时针按揉子宫反射区

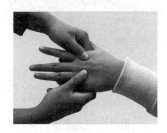

按揉两肾反射区

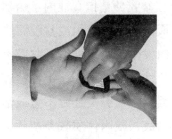

离心推输尿管反射区

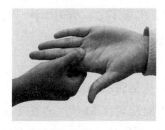

顺时针按揉膀胱反射区

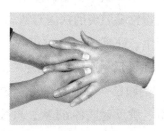

离心推腹股沟反射区

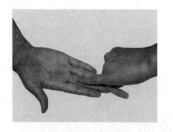

离心推按阴道（尿道）反射区

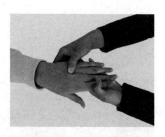

离心推按骶骨反射区

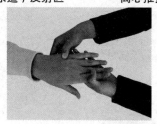

离心推按尾骨反射区

3. 慢性盆腔炎

盆腔炎是指女性内生殖器及其周围的结缔组织或盆腔腹膜等组织发生的炎症病变。盆腔炎分为急性和慢性两种。慢性盆腔炎多因急性盆腔炎迁延不愈或治疗不彻底，或因体质较差所致，也

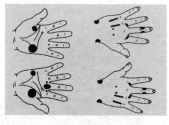

慢性盆腔炎涉及的反射区

有急性期症状不明显，开始发现时即为慢性期的患者。祖国医学认为慢性盆腔炎的病因有情志不畅、房事不节、劳倦内伤、经期不卫生、外感邪毒等，病机是气血瘀滞、湿热壅积。

手部反射区调理手法：

刮卵巢、子宫反射区各 49 次，按揉腹股沟反射区 59 次，按揉肝、脾反射区各 64 次，点按肾上腺反射区 81 次，点按上、下身淋巴结反射区各 81 次，用滚动法滚动甲状腺反射区 1~2 分钟，推按骶骨、尾骨反射区各 59 次。

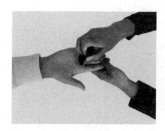

刮卵巢、子宫反射区

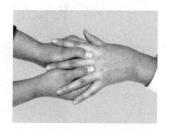

按揉腹股沟反射区

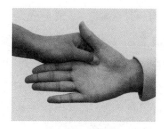

按揉肝反射区

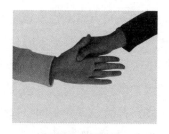

按揉脾反射区

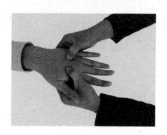

点按肾上腺反射区

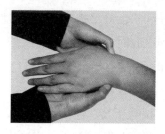

点按上、下身淋巴结反射区

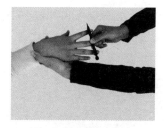

滚动甲状腺反射区

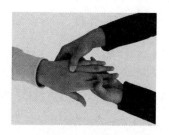

推按骶骨反射区

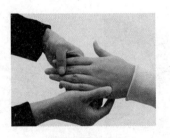

推按尾骨反射区

4. 宫颈炎

宫颈炎是已婚女性发病率较高的一种疾病。宫颈炎分急性和慢性两种。急性宫颈炎多因分娩、流产、手术或性交后子宫颈损伤感染所致。慢性宫颈炎是由于子宫颈腺体分支复杂，子宫颈管内膜褶皱多，感染消除不彻底，内分泌失调，或急性治疗不当迁延而成，有的一旦发病即呈慢性炎症。急性宫颈炎症状主要有子宫颈充血红肿、阴道流出大量脓性分泌物、小腹胀痛、低热等。慢性宫颈炎症状有阴道分泌物增多，分泌物呈白色或黄色或染红色黏液状，分泌物为脓性或血性，阴道有不规则出血等。炎症扩散到盆腔时，患者多伴有腰酸、骶部痛、腹痛，经期或性交后症状加重，还可出现痛经或月经不调等。

手部反射区调理手法：

按揉子宫、卵巢、阴道反射区各 49 次，用浮摸法顺时针旋转揉动脾反射区 64 次，点按脑垂体、肾上腺反射区各 81 次，点按上、下身淋巴结反射区各 81 次，用滚动法滚动甲状腺反射区 1~2 分钟，推按骶骨、尾骨反射区各 59 次（如有痛点再加按 59 次）。

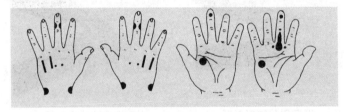

宫颈炎涉及的反射区

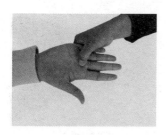

按揉子宫反射区

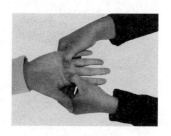

按揉卵巢反射区

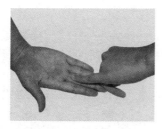

按揉阴道（尿道）反射区

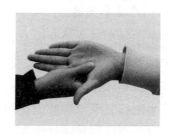

浮摸脾反射区

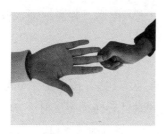

点按脑垂体反射区

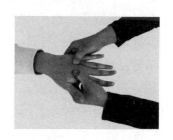

点按肾上腺反射区

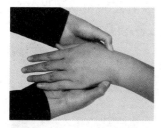

点按上、下身淋巴结反射区

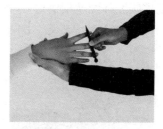

滚动甲状腺反射区

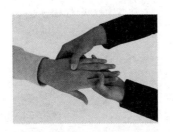

推按骶骨反射区

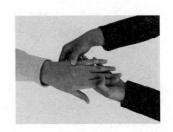

推按尾骨反射区

5.产后尿失禁

由于孕妇分娩胎儿时对骨盆底韧带及肌肉的过度扩张，造成支持膀胱和尿道的组织松弛，或因接生不慎、手术等原因损伤膀胱，引起小便频数或尿失禁。祖国医学认为产后尿失禁的病机为

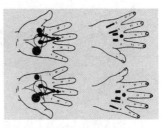

产后尿失禁涉及的反射区

素体虚弱，分娩用力伤及膀胱，而冷气入胞囊，胞囊缺漏，或因肾气虚弱，使膀胱失约导致。

手部反射区调理手法：

相对用浮摸法旋转揉动两肺反射区72次，按肠道走向轻手法推揉大肠反射区59次，用浮摸法顺时针旋转揉脾反射区64次，逆时针按揉肝反射区49次，分离按揉两肾反射区72次，逆时针按揉膀胱反射区72次，用滚动法滚动尿道反射区2分钟，顺时针按揉腹腔神经丛反射区64次，胸椎牵引5~10次（再向心推按59次），离心推按骶骨、尾骨反射区各59次。

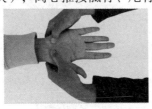

浮摸肺反射区

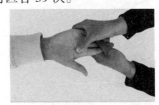

推揉大肠反射区

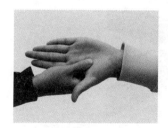

顺时针浮摸脾反射区

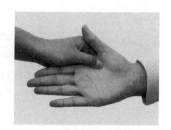

逆时针按揉肝反射区

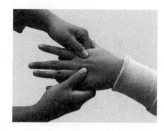

分离按揉两肾反射区

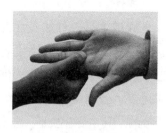

逆时针按揉膀胱反射区

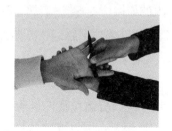

滚动尿道反射区

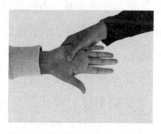

顺时针按揉腹腔神经丛反射区

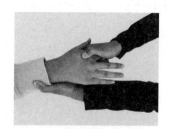

胸椎牵引

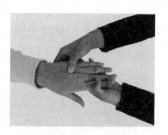

离心推按骶骨反射区

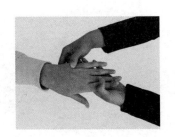

推按尾骨反射区

6.乳腺增生

乳腺增生是一种非炎症性疾病。祖国医学认为乳腺增生是由情志不畅、肝气郁结、阴虚火郁、气滞血瘀、经络失营、冲任失调等所致的。其主要症状是：乳房出现大小不等的肿块，肿块多发于乳

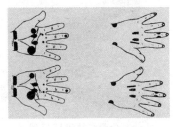

乳腺增生涉及的反射区

房外上方，呈椭圆形，小的如樱桃，大的如梅李、鸡卵，表面光滑，质地坚实，边界清楚，用手推之有移动感，患者常会感到乳房胀痛，按压更痛，并伴有心烦、易怒、心悸、胸闷等。

手部反射区调理手法：

点按脑垂体、甲状腺反射区各 81 次，分离按揉两乳腺反射区 47 次，点按肾上腺反射区 81 次，点按上、下身淋巴结反射区 81 次，分离按揉两卵巢反射区 36 次，推按胸椎反射区 59 次（痛点加按 59 次），相对按揉两肾反射区 72 次，逆时针按揉肝反射区 64 次，顺时针按揉脾反射区 64 次。

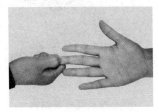

点按脑垂体反射区

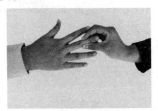

点按甲状腺反射区

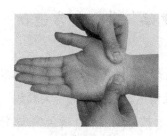

按揉乳腺反射区

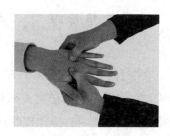

点按肾上腺反射区

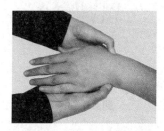

点按上、下身淋巴结反射区

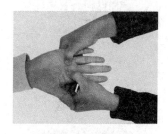

按揉两卵巢反射区

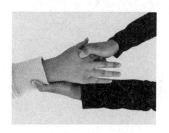

推按胸椎反射区

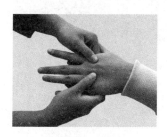

按揉两肾反射区

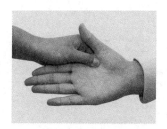

逆时针按揉肝反射区

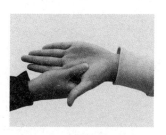

顺时针按揉脾反射区

按摩中指指根，"大姨妈"就会正常造访

女性右手中指指根正下方，是子宫反射区，其两侧是卵巢反射区。女性经常按摩子宫及卵巢反射区，被戏称为"大姨妈"的月经就会慢慢正常；经期按摩这里，按摩到发热，就会缓减痛经。

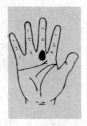

子宫反射区

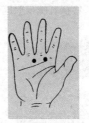

卵巢反射区

第四章 手随心转，法从手出

——可以点石成金的手疗小诀窍

对待疾病，不要怕，不要回避，要正确认识，积极采取各种方式调整好心态。即使大夫说没办法医治了，也要高高兴兴地走完自己的人生路。

对疾病的正确认识，是恢复健康的前提

不管是中医疗法、西医疗法还是自然疗法，都不能互相代替。关键是我们要对自己的健康状态有一个正确的认识。

中医理论关键在两个方面：一是整体观念，二是辨证论治。以失眠为例，现代医学与传统医学怎么结合？现代医学讲神经衰弱，而传统医学首先要分清是哪一种证型的失眠，然后再辨证施治。是不是神经衰弱，从脖子看一看就可辨别。两侧项肌如果一样高，就不是神经衰弱；如果一侧高一侧低，基本上就可判断是神经衰弱。传统医学将失眠分多种证型，有肝阳上亢型失眠、胃脘食滞型失眠、心血亏虚型失眠、心脾两虚型失眠、心肾不交型失眠、心阴亏虚型失眠等。属哪一种证型就要从哪一方面治疗。

健康的身体，不只属于自己，还属于家庭、属于社会。

药王孙思邈千年前就说过："命贵千金。"人在自然生活中

生老病死，是一种自然规律。要想减少疾病，就要有顽强的精神、坚定的信念，要有战胜疾病的决心、信心。

西安有个年轻人，患有脑胶质瘤（恶性肿瘤），在医院拿到结果后，一家人感觉天塌了。我教给他一些调理的办法，并让他配合医生积极治疗，大约100天后肿瘤逐渐消了。患者及家人对我千恩万谢，说我医术高明。其实，我的方法很简单：首先要给孩子一个精神支柱，再用最对症的药物、最简易的办法，病就能好。

对待疾病，不要怕，不要回避，要正确认识，积极采取各种方式调整好心态，即使医生说无法医治，也要高高兴兴地走完自己的人生路。

调养脾胃、充盈肾气的秘诀

"内伤脾胃，百病由生。"脾胃为后天之本，气血生化之源，脾胃衰则诸病生。人的元气靠后天之本濡养，所以培同元气，必须调理好脾胃。培同元气，可以按以下5步操作：

第一，每天早（早饭前）、中、晚3次，分别用右手的拇指、食指、中指、无名指和小拇指指腹，顺时针轻轻浮摸左手脾反射区，咽下因此而产生的唾液，每次做5分钟。

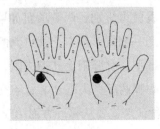

脾反射区

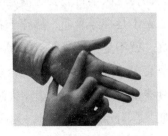

食指指腹浮摸脾反射区

第二，先用右手食指和中指指尖点按左手手背肾反射区，上下点按2分钟左右，再用右手拇指指腹在左手腰椎反射区向心方向推按2分钟。换手做另一侧，动作要领、方法要求同前。双手交替做。

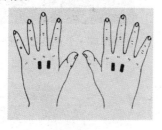

手背肾反射区

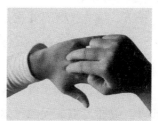

上下点按手背肾反射区

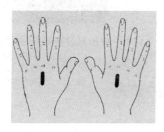

腰椎反射区

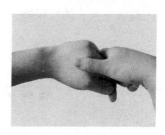

向心方向推按腰椎反射区

第三，先从手掌中心下方的腕部，沿心包经离心方向推按2分钟，再从手背无名指沿三焦经向心方向推按2分钟。换手做另一侧，动作要领、方法要求同前。双手交替做。

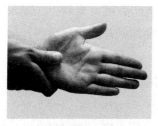

从腕部沿心包经
离心方向推按

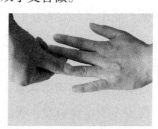

从手背无名指沿
三焦经向心方向推按

第四，双手拇指、食指和中指指尖相对，其余二指勾回，形成一个菱形，轻松贴放在肚脐上，宁神静坐 3 分钟。

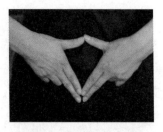

双手形成一个菱形贴在肚脐上

第五，站立，两腿并拢，手心相对，双手放在背部命门穴位置，脚后跟上下跷 5 分钟。

上述 5 步操作法，可以起到调养脾胃、疏通三焦、气归丹田、充盈肾气的作用。坚持练一段时间，会使人精力充沛、脾胃强健。

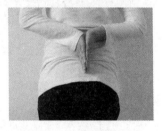

双手手心相对放在背部命门位置

缓解头痛的诀窍

头痛的类型不同，缓解方法也会有所不同。如果是原发性的头痛，则可以尝试自己缓解；如果是其他疾病引起继发性的头痛，则要赶快去医院治疗原发病了。

在头痛中，偏头痛的发病率最高，在中青年人群中尤其多。典型偏头痛患者多在青春期发病，大多数还有家族史。偏头痛一般表现为从一侧眼眶后部开始，逐渐加剧并扩展到半侧甚至整个头部，疼痛通常是脉搏式跳痛。

还有一种头痛通常在焦虑或忧郁、紧张时发作，头、颈、肩胛的位置不当也会引发，我们把这种头痛称为紧张性头痛。其疼痛位置大多在后枕部和颈部，有时是额头痛，疼痛呈持续性的钝痛，头部还可能伴有紧箍感和重压感，一般在起床后就会开始出现头部不适，头痛逐渐加重或长时间持续疼痛。

头痛时，头部的保健穴位都可以按，比如太阳穴、风池穴、印堂穴等，还可以揉捏后颈部，放松一下颈肩部肌肉。

在这里，我们主要介绍一招缓解头痛的手部反射区方法：掐中指指尖，左侧头痛掐左手中指指尖，右侧头痛掐右手中指指尖。

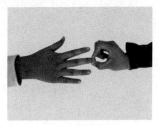

掐中指指尖

养脊小方法

脊椎支撑着我们的身体，并且有缓冲身体压力和震荡、保护内脏器官的作用。人的脊椎一旦异常，不仅会引起颈腰部的疼痛和麻木，还可以引起心律失常、头痛、眩晕、胃痛、腹泻、血压增高、性功能障碍等。目前发现，有超过百种的疾病与脊椎有关，甚至诸多看上去与脊椎毫不相关的内脏疾病也与脊椎有关。因此，在日常生活中，如何有意识地保养好我们的脊椎就显得十分重要。下面我们介绍几种养脊的小方法，简单易行，自己可以独立操作。

1. 按摩头骨缝

（1）先按揉百会穴2分钟，再按揉囟会穴2分钟，然后从百会穴向两侧推按顶骨与枕骨骨缝，做7次；再从囟会穴向两侧按揉额骨与顶骨骨缝，做7次；再从百会穴按至囟会穴，做7次。

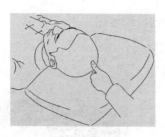

按揉百会穴

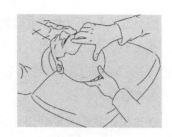

按揉囟会穴

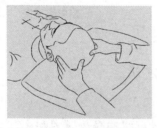

从百会穴向两侧
推按顶骨与枕骨骨缝

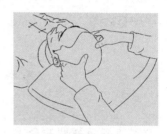

从囟会穴向两侧
按揉额骨与顶骨骨缝

（2）按揉哑门穴 2 分钟，按揉风池穴 2 分钟；然后从风池穴沿枕骨下缘，绕耳后按揉至太阳穴，做 7 次；接着按揉太阳穴、攒竹穴、印堂穴各 2 分钟；最后，十指轻拍头 1~3 分钟。

功效：促进头部血液循环，健脑增智，可预防头部的疾病。

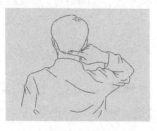

按揉哑门穴

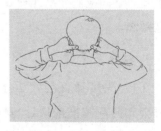

按揉风池穴

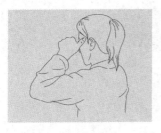

按揉太阳穴

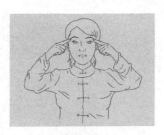

按揉攒竹穴

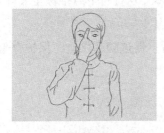

按揉印堂穴

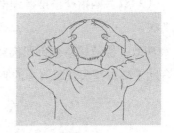

十指轻拍头

2. 拿揉颈项

（1）先用右手拿揉左侧颈项，方法是：掌根贴在颈椎棘突上，五指并拢揾在左侧颈项部拿揉2分钟，再换左手拿揉右侧颈项，动作要领、方法相同。

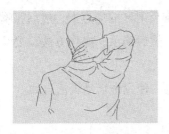

右手拿揉左侧颈项

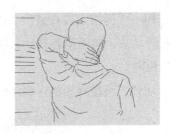

左手拿揉右侧颈项

（2）两拇指从枕骨下缘风池穴沿颈椎棘突两侧向大椎穴旋按揉动推进，共揉动7次。

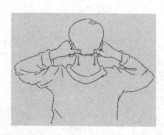

两拇指从枕骨下缘风池穴沿颈椎棘突两侧向大椎穴旋按揉动推进

（3）双手四指交替推搓颈椎棘突，从枕骨下缘推搓至大椎穴，做7次。

功效：快速缓解颈部肌肉疲劳，促进脑部供血，保护脊髓，还有助于减少额头及眼周围的皱纹。

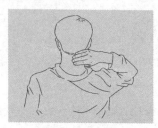

四指交替推搓颈椎棘突

3. 张嘴转头

用一手拇指点按在另一手颈椎反射区的痛点上，然后张嘴，左右转动头，向两侧各转动7次。然后换手，操作方法、要领及次数相同。

功效：可缓解颈椎疼痛或僵硬，使颈椎活动灵活自如。

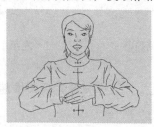

用一手拇指点按在另一手颈椎反射区的痛点上，然后张嘴，左右转动头

4.拉手动脚

用一手抓住另一手的五指，将腕部轻轻牵引开，然后以脚跟为轴向内转动脚尖，可调理颈椎、胸椎、腰椎的椎体侧凸。

若颈椎、胸椎、腰椎椎体向左侧歪斜凸出，牵引开手腕后，右脚尖向内转动，到极限位置后，让患者吸气，闭气，松开牵拉的手，脚尖回原位，患者呼气。若向右侧歪斜凸出，可向内转动左脚尖，操作的方法、动作、要领相同。

调理动作次数根据歪斜凸出程度，视具体状况而定。

操作要求：身体一定要正直，头部端正，不能歪斜。动作尽量做到慢、缓、匀、轻、柔，吸气、闭气、呼气一定要和手脚动作配合好。

功效：调整脊椎歪斜与侧凸。

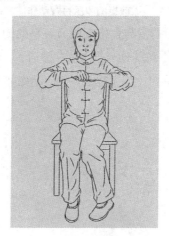

拉手动脚

5.调胸椎

（1）用一手的拇指与食指卡住另一手的胸椎反射区（第二掌骨掌指关节），做牵引。当牵引开后，做前挺胸和后弓背动作，连续做7次。然后吸气、闭气，再松开牵引的手。换手做另一侧，动作要领、方法要求同前。

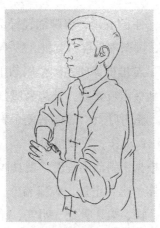

用一手的拇指与食指卡
住另一手的胸椎反射区，
做牵引。当牵引开后，
做前挺胸和后弓背动作

（2）用一手的拇指与食指卡住另一手的胸椎反射区，做牵引。当牵引开后，上身（尤其是胸椎）左右摆动，连做7次。然后吸气、呼气，再松开牵引的手。换手做另一侧，动作要领、方法要求同前。

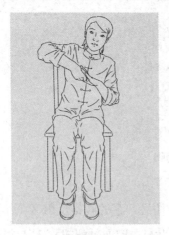
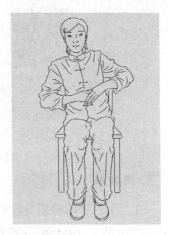

用一手的拇指与食指卡住另一手的胸椎反射区，做牵引。
当牵引开后，上身（尤其是胸椎）左右摆动

（3）用一手的拇指与食指卡住另一手的胸椎反射区，做牵引。当牵引开后，前后、左右活动胸椎，连做 7 次。然后吸气、闭气，再松开牵引的手。换手做另一侧，动作要领、方法要求同前。

功效：调整胸椎后凸与凹陷，调整胸椎侧弯和胸椎小关节紊乱。

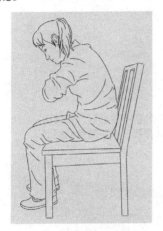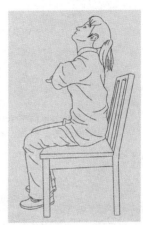

用一手的拇指与食指卡住另一手的胸椎反射区，做牵引。
当牵引开后，前后、左右活动胸椎

6. 调腰椎

用一手的拇指与食指卡住另一手的腰椎反射区（第三掌骨掌指关节），做牵引。当腰椎反射区牵引开后，前后、左右活动腰部，或旋转活动腰部，活动 1~2 分钟。然后吸气、闭气，再松开牵引，呼气。接着做另一只手，动作要领、方法要求同前。

功效：调整腰椎关节紊乱，治疗腰痛、腰酸、腰椎疾病。

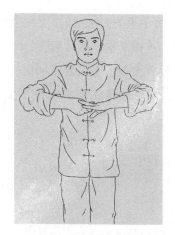
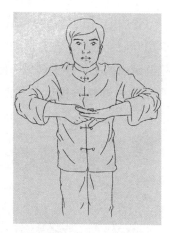

用一手的拇指与食指卡住另一手的腰椎反射区，做牵引。
当牵引开后，前后、左右活动腰部，或旋转活动腰部

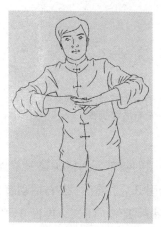
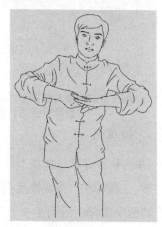

用一手的拇指与食指卡住另一手的腰椎反射区，做牵引。
牵引开后，前后、左右活动腰部，或旋转活动腰部

7. 调整骶骨

（1）取站位。用一手的拇指与食指卡住另一手骶骨反射区（第四掌骨掌指关节）、尾骨反射区（第五掌骨掌指关节），做牵引。牵引开后，前后、左右活动骨盆处，或转动骶胯部，活动1~2分钟。然后吸气、闭气，再松开牵引，呼气。接着做另一只手，动作要领、

方法要求同前。

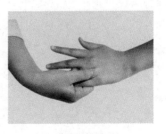

调整骶骨

（2）两脚并拢，正直站立，头顶中正，双目平视，自然呼吸，全身放松，双臂自然下垂于身体两侧。然后两臂向外伸展、抬起，抬至与肩同高（同时高抬一侧腿，左右交替换腿），上肢、腿同时下落，下落后空握拳击打骨盆两侧与后侧。反复做36次。

功效：调整骨盆歪斜，调理生殖系统疾病，养护骨盆前后肌肉，促进下焦气血循环。

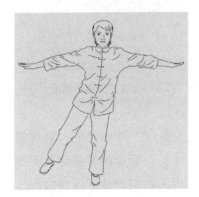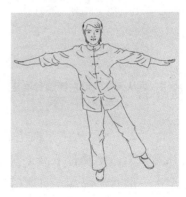

两臂向外伸展、抬起，抬至与肩同高（同时高抬一侧腿，左右交替换腿）

8. 按摩胸椎

左手握空拳贴于胸骨的剑突上（鸠尾穴），右手捂在左手上。

（1）先从剑突向上直推至天突穴（胸骨上窝中央），再从天突穴沿左侧锁骨推至左侧锁骨下窝（左云门穴），再沿胸部左侧缘向下推至十一肋骨游离端（左章门穴），再沿左侧肋骨下缘向内推至剑突。

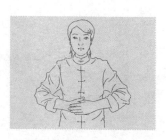

左手握空拳贴于胸骨的剑突
上，右手捂在左手上

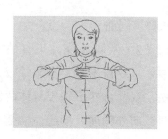

先从剑突向上推至天突穴

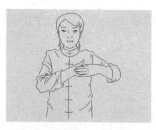

再从天突穴沿左侧锁骨推至
左侧锁骨下窝

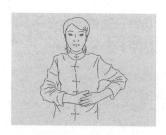

再沿胸部左侧缘向下推至
十一肋骨游离端

（2）然后从剑突向上直推至天突穴；再从天突穴沿右侧
锁骨推至右侧锁骨下窝（右云门穴），再沿胸部右侧缘向下推
至十一肋骨游离端（右章门穴），再沿右侧肋骨下缘向内推至
剑突。

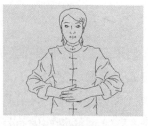

左手握空拳贴于胸骨的剑突
上，右手捂在左手上

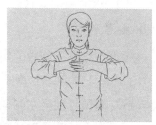

先从剑突向上推至天突穴

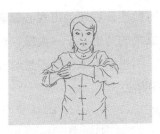

**再从天突穴沿右侧锁骨推至
右侧锁骨下窝**

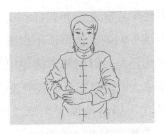

**再沿胸部右侧缘向下推至
十一肋骨游离端**

如此反复在胸部推按"8"字形。做1分钟稍作休息，接着再做，感觉心胸舒适即可。动作要缓、慢、匀，力度适中。

功效：可使胸骨、肋骨和肋软骨得到滋养，不仅能预防局部肌肉、骨骼的异常变化，而且对内脏疾病有一定的防治作用，起到宽胸理气、预防感冒、增强心肺功能的效果。

9.脊柱整体放松

手背向上，用一手抓住另一手的五指，然后慢慢牵拉开，接着抖动手腕及手指2~3分钟。两手交替进行，动作要领、方法要求相同，两手各做7次，然后搓手背，搓到发热即可，双手交替进行。

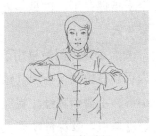

脊柱整体放松

功效：减缓脊柱的压力，使脊柱韧带及背腰部肌肉放松，促进血液循环，起到调和阴阳的效果。

大蒜：治疗冠心病的好帮手

前一段时间我去杭州，一位60岁上下的老年朋友听完我的讲座之后，很受启发。他说自己患有冠心病，经常感觉胸闷、气短，

79

有时还牵连到左肩和背部疼痛，有时爬楼梯后还会出现心绞痛。他说孩子们带他去看了不少医生，家里的药也买了一大堆，可是这个病还是时好时坏。他年纪大了，不想做手术，也不想给孩子们带来太大的负担，问我有没有好的办法。

我当场给他做了手部反射区调理，把按摩的要领告诉他，让他每天自己坚持做：在心反射区顺时针按揉一下，向心方向刮一下，每次3~5分钟，每分钟72次。

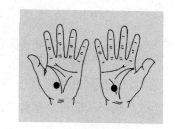

心反射区

我还给他介绍了一种冠心病的食疗法：3碗水、3头大蒜，熬成1碗，再加一撮黑糖服用。碗口的大小，是自己双手拇指与食指围成的圆形大小。大蒜带皮、根，洗净，熬好后捞出，再加黑糖（不要红糖），黑糖用量按自己五个手指捏一下。这是一天的量，每天11时至13时服完，每月连服7天。

大蒜是人们最早用于治疗疾病和保持健康的植物之一。大蒜为百合科植物，药用其鳞茎。中医药学认为大蒜性温、味辛，有小毒，主要归脾经、胃经、肺经等，可行气、暖脾胃、消癥积、解毒杀虫。其保健功能主要是调节血压、血脂，清除血液垃圾，防栓、溶栓，使人们远离心血管疾病。

练习"排石功"，帮你排石

胆囊及胆管具有运送、贮存、浓缩以及排泄胆汁的作用。如果胆汁成分有所变异，就会在胆囊及胆管形成"胆结石"，甚至造成胆道阻塞，引起胆绞痛。胆绞痛发作时患者异常痛苦，大汗淋漓、面色苍白、恶心或呕吐、疼痛甚至会放射到右肩胛或右肩部。

下面，我们介绍一套"排石功"，可以促进胆结石的排出。

1. 疏肝利胆预备动作

直立。放松，双脚分开与肩同宽，双手下垂，放于身体两侧，目视前方。

吸气。双手手心向上，手臂随势从两侧缓缓自然抬起到头顶，同时脚后跟抬起。

呼气。两手内旋，手心向下，同时吐气，两手由上缓缓放下，直至两手自然分开，双手垂放在身体两侧。同时双脚跟落下。

通过动作，带动脏腑按摩。此动作连做 7~9 次。

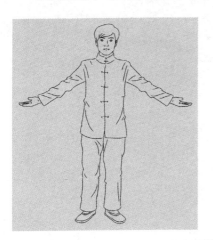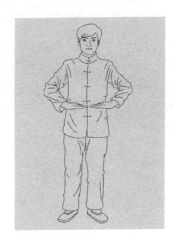

疏肝利胆

2. 隔腹打石

直立。左手在下，右手压在左手背部，双手压在右季肋部胆囊处（体表投影在右肋弓缘下，右锁骨中线交点处）。

吸气。双手抬起，同时脚跟也抬起。意念"打碎结石！"意到、手到、身到。

呼气。双手猛地压在胆囊处，大喊"嗨！"同时脚跟落下。

此动作连做 7~9 次。

3. 夯碎胆石

双手抱拳，吸气，双手举到头顶前。

呼气。双手收到胆囊处，大喊"嘿！"

此动作连做 7~9 次。

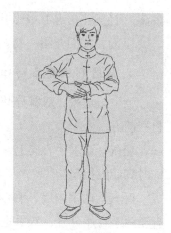

隔腹打石

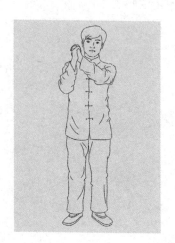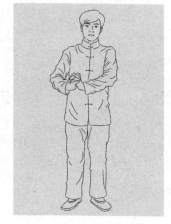

夯碎胆石

4. 碾石

双手相压放在胆囊处，顺时针方向旋压碾揉。

此动作连做 7~9 次。

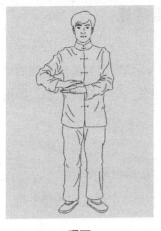

碾石

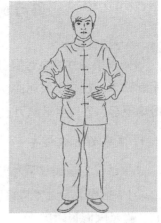

排石

5. 排石

双手掌贴附在双侧季肋处向上推摩，吸气。

再从胸部向下推摩至腹部，呼气。

此动作连做7~9次。

6. 振荡排石

双手置于腰背后，掌心相对，手指向下，脚跟抬起。双手大鱼际缘贴着脊柱向下推摩，同时脚跟上下踮动。

此动作连做7~9次。

此套"排石功"一定要用心去做，坚持一个半月到两个月就有效果，尤其对泥沙形胆石症效果很好。可再配合耳穴、手疗、刮痧、点穴等疗法，若胆囊功能差，再服用疏肝利胆的药物。

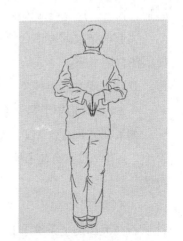

振荡排石

偏瘫的家庭调理

偏瘫多由急性脑血管病引起。轻度偏瘫患者虽然尚能活动，但走起路来，往往上肢屈曲，下肢伸直，呈现偏瘫步态；严重者常卧床不起，丧失生活能力。

1. 偏瘫的自我检查

"甲诊"，观察双手食指指甲，从指甲根向指甲尖观察。

（1）指甲上有无突起的竖条纹，（一定是突起的竖条纹）。若有，提示脑血管硬化。

①若突起的条纹在指甲的桡侧，提示脑血管硬化的位置在前半脑。

②若突起的条纹在指甲的尺侧，提示脑血管硬化的位置在后半脑。

③若突起的条纹在指甲的正中间，提示脑血管硬化的位置在后脑、脑干。这是最危险的，硬化的血管压迫延髓。

突起的条纹若左手食指有，提示在左侧半脑；若右手食指有，提示在右侧半脑。

观察发现有以上现象，建议患者尽快去医院检查治疗。

（2）查看指甲上是否有"栓子""血栓"。

如果在突起的竖条纹上发现有白色的点，有的还有闪光，即为栓子，有几个点就有几个栓子。若形状如鱼鳞状叠压，提示已形成血栓。

（3）看出血点。

若在突出的竖条纹上有鲜红的点，提示有脑出血现象。此时，不要按摩，马上送医院治疗。

注意判断方法，一般大面积梗死为毛细血管阻塞，患者胳膊是硬的，搬不开；如果主干血管堵塞，手臂是软的，抬不起来。

2. 偏瘫的诱发原因及手法调理

偏瘫的诱发原因一般有 5 种：生气、劳累、紧张、兴奋、跌倒。

（1）生气。

对于血液循环不好的患者，生气、发火时造成血管痉挛，血管猛然收缩会导致栓子堵塞。

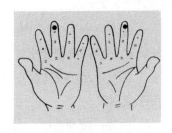

脑垂体反射区

调理手法：点按刺激脑垂体反射区、头部反射区。也可再点按松果体反射区、下丘脑反射区。

功效：解痉挛。脑血管痉挛，可在脑垂体反射区触摸到条索状。

注意，右手提示头部的右半部，左手提示头部的左半部。一般在健侧的手上调理，因在病侧手上调理患者感觉太疼痛。

（2）劳累。

过度劳累（包括长途旅行等）容易造成大脑缺氧。脑部血液循环慢，易造成缺血，加重了心脏负担，心脏搏动慢，造成气滞血瘀。

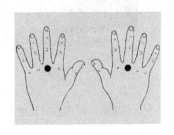

头部反射区

调理手法：按揉脑垂体反射区、头部反射区。

功效：活血化瘀。

（3）紧张。

心情紧张，血管收缩，但不痉挛，易造成血管狭窄，血流减慢，血流不畅等。

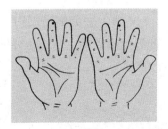

松果体反射区

调理手法：推按脑垂体反射区、头部反射区。

功效：舒张血管。

（4）兴奋。

过度兴奋，心跳加快，大脑缺氧，易将栓子推到血管狭窄处。

调理手法：按揉脑垂体反射区、头部反射区。

功效：疏通血管。

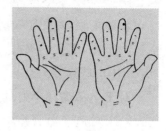

下丘脑反射区

（5）跌倒。

头部受撞击，一种情况是产生水肿挤压血管，这种状况若输液，症状会加重；另一情况是产生瘀血挤压血管。

调理手法：按揉、按压头部反射区和脑垂体反射区。

功效：解决头部水肿或瘀血问题。

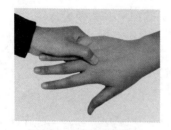

按揉、按压头部反射区

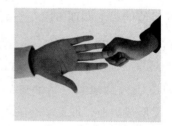

按揉、按压脑垂体反射区

3.反射区调理偏瘫的几大要素

（1）手部腘窝反射区（加踝关节反射区），无名指为主，此处用滚动手法滚动2分钟。

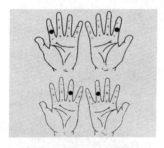

腘窝（膝关节）反射区

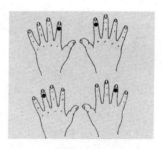

踝关节反射区

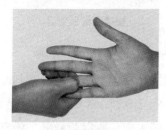

按压腘窝反射区

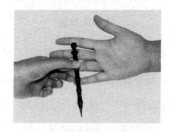

借助工具滚动腘窝反射区

（2）手部髋关节反射区，无名指为主，此处用按揉手法按揉2分钟。

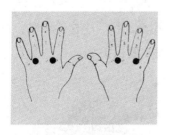

髋关节反射区

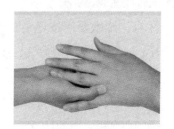

按揉髋关节反射区

（3）手部臀部反射区，无名指为主，此处用按揉手法按揉2分钟。

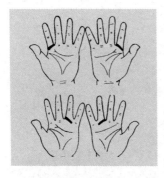

臀部反射区

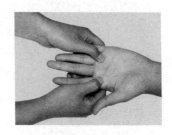

按揉臀部反射区

（4）调整脑垂体反射区2分钟，头部反射区2分钟。

偏瘫的患者腿动不了，要在偏瘫侧的脚掌用牙签等物刺激，激活病侧神经，使其自主活动，一紧张，一松弛，恢复自主肌肉运动。

还要做好整体调理，肝主筋，脾主肉，所以要做肝、脾反射区的调理，还要做腰椎、骶骨反射区的调理。逆时针按揉肝反射区49次，顺时针按揉脾反射区64次，推按腰椎反射区59次，推按骶骨反射区59次。

注意：施术要用技巧来完成，用小刮板、小棒等工具，四两拨千斤，不能纯粹用蛮力气，要注意自我保护。

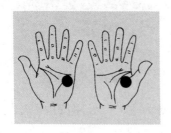

肝反射区

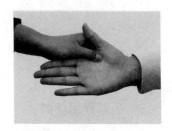

逆时针按揉肝反射区

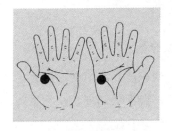

脾反射区

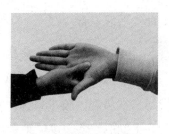

顺时针按揉脾反射区

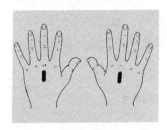

腰椎反射区

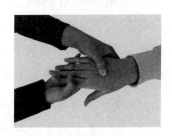

推按腰椎反射区

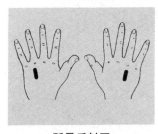

骶骨反射区

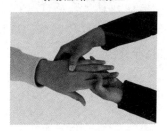

推按骶骨反射区

4. 跌倒形成偏瘫的家庭调理方法

要了解、分析患者跌倒前的姿势，如何跌倒的，哪个部位先着地，身体是向哪一侧跌倒的等等，进而判断偏瘫的真正原因。诊断靠"一看、二问、三摸"。偏瘫的原因不同，手部食指指甲形状、条纹、颜色也不同，要认真观察。

患者双上肢能活动，而双腿不能动，一般不是头部问题，而是腰部问题。双腿不能动，大小便失禁，是高位截瘫，原因是腰椎关节错位，不是椎管梗阻。双上肢能动，而且有力，证明颈椎

89

以上神经功能正常。

5.脑出血后偏瘫的家庭调理方法

大面积脑出血后的偏瘫患者，受刺激、心情激动后容易造成血管第二次破裂，较难掌握，一般不做手部调理。这类患者不好翻身，平躺的较多，可让患者自己常搓手背。

小面积脑出血后的偏瘫患者，上肢不能动的，手抬不起来，可在手部腕关节反射区、肘关节反射区、肩关节反射区做滚动手法，在第二掌骨桡侧做揉动手法。下肢不能动的，做腘窝反射区、髋关节反射区、臀部反射区调理。

6.偏瘫后不能说话的手部调理方法

（1）重力度刺激舌根反射区。

（2）按揉手背双肾反射区。

（3）推按耳反射区，从耳反射区沿耳中线（感情线）向桡侧推按至终点。

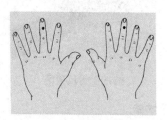

舌根反射区

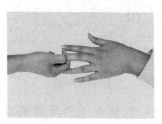

重力度刺激舌根反射区

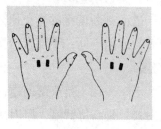

手背双肾反射区

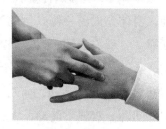

按揉双肾反射区

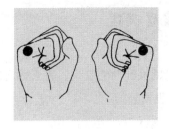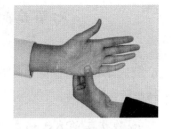

耳反射区　　　　　　　　　　从耳反射区向桡侧推按

7.偏瘫后吞咽不利的手部调理方法

（1）按摩舌根反射区。

（2）用棉签的棉花绒在耳朵内刺激，也有助于吞咽功能的恢复。

8.下肢水肿的手部调理方法

下肢血液循环不好，腹股沟血管堵塞，有栓子存在，静脉血液回流受阻。

调理手法：多搓、按揉手部腹股沟反射区。

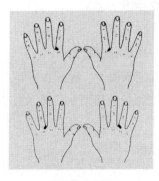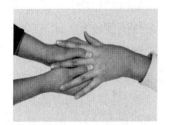

腹股沟反射区　　　　　　　　搓、按揉腹股沟反射区

心脏病的家庭调理

心脏病是心脏疾病的总称，包括风湿性心脏病、先天性心脏病、高血压性心脏病、冠心病、心肌炎等。

1. 心脏疾病的自我检查

（1）触摸手部心反射区（主要在左手）。

①触摸到两条竖着间距很近的细条索（横摸），尤其在左手明显，提示二尖瓣狭窄，有风湿性心脏病；细条索较僵硬多属先天性的，较柔软多为后天性的。

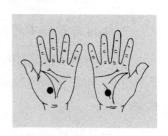

心反射区

②触摸到两条竖着间距很近的细条索（横摸），同时又触摸到结节，尤其在两条索之间或周围，提示二尖瓣关闭不全。

③触摸到两条竖着间距很近的细条索（横摸），同时又触摸到包块，提示心房肥大。

④触摸到包块，一般左手较多，提示心室肥大。

⑤触摸到较宽、柔软的条索（或竖或横），提示心房肥大。

⑥触摸到较硬，可活动，竖着或斜行的粗条索，提示冠状动脉硬化或狭窄。

⑦触摸到月牙形条索，提示房室传导阻滞。

⑧触摸到"L"形条索（吉林、黑龙江等地较多），提示为满族旗人"靴形"心脏，这不是病。

⑨心反射区有横向条索，提示心律不齐。

⑩触摸到点状的两三个小结节，提示心肌供血不足。

⑪触摸有沙粒感，提示心脏有炎症。

（2）观察心反射区的斑点晕。

①白色点状，提示心肌缺血。

②浅红色点状，提示心肌炎初发期。

③鲜红色点状，提示有心肌炎。

④青紫色，提示有早搏。

⑤紫红色，提示有房颤。

（3）观察心反射区的形态。

①凹陷，提示心气不足，心动过缓。

②凸起，提示心动过速。

2.心脏病的调理手法

（1）心律不齐、心动过缓、心动过速、心肌缺血、早搏、房颤（多见功能性）。

调理手法：心反射区按压法（一按一压），3~5分钟，频率为60~70次/分。

（2）心室肥大、心房肥大，多见器质性。

调理手法：心反射区按揉法（一按一揉），3~5分钟，频率为60~70次/分。

（3）二尖瓣狭窄、二尖瓣关闭不全、冠状动脉硬化、风湿性心脏病，多见实质性。

调理手法：心反射区离心方向刮一下，顺时针方向揉一下，3~5分钟，频率为70~80次/分。

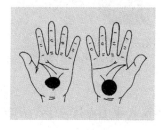

心反射区

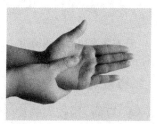

离心刮、顺时针揉心反射区

旅游中常见不适症状的快速调理方法

现在生活条件好了，外出旅游的人也逐渐增加。的确，适度的旅游是一种不错的养生方式。但户外旅游，常常会遇到一些突发性的身体问题，比如闹肚子、晕车等。如果处理不好，反而会对旅游的心情产生影响，违背旅游的初衷。现在我就教给外出旅游的朋友一些简单的按摩手法，让你不用急着找医生也能轻松解决旅游中的小麻烦。

1. 三步解决晕车麻烦

（1）在第一掌骨桡侧面，向心方向推，同时注意在第一掌骨桡侧面寻找痛点，在痛点上顺时针旋转按揉。

（2）在左手掌中心，用拇指向心方向推、刮。

（3）在手背第四、五掌骨中间，离心方向用力推按。

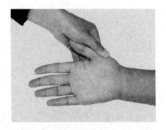

第一掌骨桡侧面寻找痛点

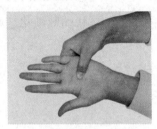

在左手掌中心，用拇指向心方向推、刮

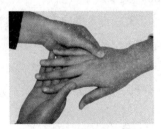

在手背第四、五掌骨中间，离心方向用力推按

2. 巧妙调理胃部不适

（1）胃痛。用较尖的物体（如牙签），重力点按位于鼻尖的"素髎穴"，可止胃痛。

（2）胃痉挛引起的肚子痛。一般肚子痛时，在手心处可摸到一条硬条索，指压时，能感受到条索会像脉搏一样跳动。再仔细检查患者手心、手背是否发热，若不发热，就可能是由胃痉挛引起的肚子痛，将条索按揉推刮，使其变软或消失，肚子就不痛了。

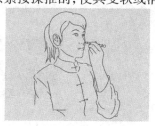

点按位于鼻尖的素髎穴

3. 解决受凉引起的腹泻

（1）在手背上离心方向用力推按骶骨反射区（也可以借助刮板），注意不要弄伤皮肤。

（2）俯卧在床上，从尾骨向腰部刮痧，出痧即可。

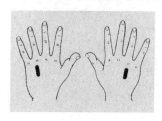

骶骨反射区

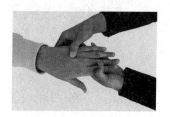

离心推按骶骨反射区

4. 解决因精神紧张引起的便秘

在右手食指根部的大肠反射区反复捻揉。

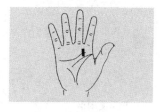

大肠反射区

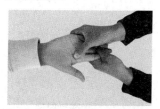

捻揉右手食指根部的大肠反射区

5. 调理嗓子痛

用小木棒在中指指甲两侧扁桃体反射区反复滚压或掐按。左边嗓子痛做左手，右边嗓子痛做右手，中间痛两手都要做。

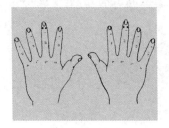

扁桃体反射区

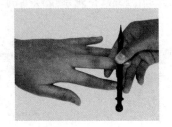

用小木棒在中指指甲两侧上
扁桃体反射区反复滚压

6. 调理长时间乘车引起的腿部肿胀

在无名指和食指指背（腿反射区），离心方向推按，双手都做。

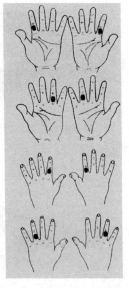

大腿反射区

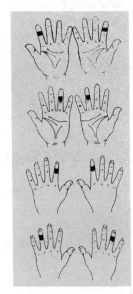

小腿反射区

常见疾患，自己轻松调理

1. 掌部三线调理

掌部有三线，"天、地、人"即"精、气、神"，天纹（感情线）主气，人纹（智慧线）主神，地纹（生命线）主精。

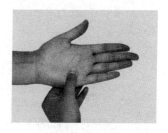

天纹调理耳朵

天纹（感情线）从尺侧缘向拇指方向推，人纹（智慧线）、地纹（生命线）从虎口缘向手腕方向推，男性推单数1、3、5、7、9，女性推双数2、4、6、8。天纹调理耳朵，地纹调理眼睛，人纹调理大脑。

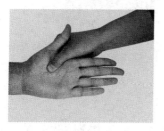

地纹调理眼睛

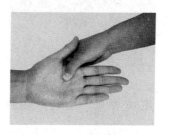

人纹调理大脑

2. 膝关节疼痛调理

取坐位，双手上举于胸前，拇指与食指指尖相抵，中指、无名指、小指伸直呈"OK"状，有节奏的活动中指、无名指、小指，同时脚尖着地磕击脚跟，口喊"OK！"

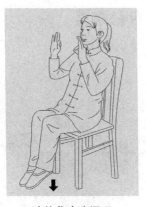

膝关节疼痛调理

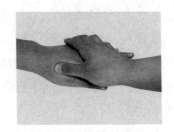

向心推拇指的尺侧

3. 多梦调理

向心推大拇指和第一掌骨的尺侧、背侧、桡侧。

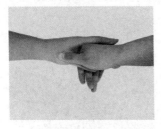

向心推拇指的背侧

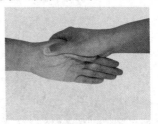

向心推拇指的桡侧

4. 老花眼、白内障调理

取坐位，闭目，双手拇指、食指平伸，其余三指勾回呈手枪状，活动拇指、食指，同时双脚脚尖上翘，脚跟磕地。

5. 肝功能调理

双手握拳，食指伸出上下活动 1~2 分钟。

6. 脂肪肝调理

取坐位，先按揉双手食指尺侧各 1 分钟，再双手握拳，掌面向上，食指伸出上下活动，双脚大拇指同步上下活动 2~3 分钟。

7. 脾功能调理

（1）取坐位，向心推双手大拇指内侧各 2~3 分钟。

（2）右手顺时针按揉腹部 100 次，同时右脚配合上下活动。

（3）左手逆时针按揉腹部 100 次，同时左脚配合上下活动。

（4）双手从上腹两侧季肋部向肚脐方向推 100 次，双脚同时上下活动。

8. 胃功能调理

饭前半小时在手部用浮摸法顺时针旋摩胃反射区 36 次，增加胃液分泌；饭后半小时在手部按揉胃反射区 36 次，增加胃蠕动功能。

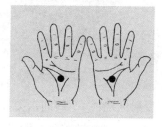

胃反射区

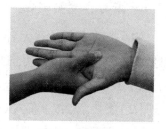

按揉胃反射区

9. 浅表性胃炎调理

双手四指交叉抱拳，两手大拇指指尖相对，上下挤压活动。

10. 胆汁反流性胃炎调理

在食指和中指根节间夹一小木棒旋转滚动。

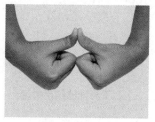

浅表性胃炎调理

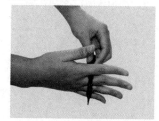

胆汁反流性胃炎调理

11.消化不良调理

向心方向推中指指腹面，双手都做。

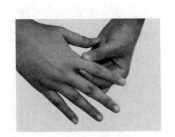

消化不良调理

12.老年痴呆调理

（1）取坐位，双手握拳，掌面向上，食指伸出上下活动，双脚五趾同时上下活动2~3分钟。

（2）按摩双脚大拇指两侧1~2分钟。

13.胆囊炎调理

在食指根节处推按和揉动。

14.感冒、发热调理

（1）普通感冒。在无名指与小指间液门穴用手指离心方向推2分钟，双手共4分钟。

胆囊炎调理

（2）发热。点按下都穴（腋下反射区之一），斜向指尖方向，2分钟。（下都穴，经外奇穴八邪穴之一，位于手背处，微握拳，无名指与小指间隙中，即液门穴与中渚穴之间。）

（3）细菌、病毒性感冒。掐按手腕部上、下身淋巴结反射区，手掌朝下，指尖向前。

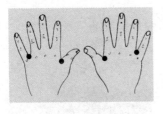

腋下反射区

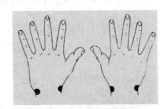

上、下身淋巴结反射区

15. 打鼾调理

向心方向推搓无名指指腹面。

要多喝白开水，睡觉时枕头应放置于枕骨、颈部下面，使颈椎能够维持正常的生理曲度。

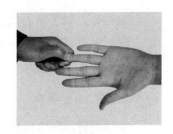

打鼾调理

16. 肺功能调理

双手手指交叉抱拳，叩击掌根。

17. 心肺火旺调理

双手背部十字交叉相对，离心方向刮推。

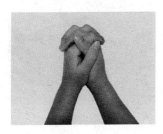

肺功能调理

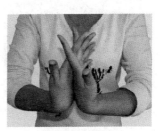

心肺火旺调理

18. 背部盗汗调理

一手掌心向上平伸，用另一手指腹在掌心顺时针旋摩7次，后翻转操作手，手背对掌心离心方向滑出。

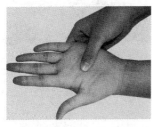

一手掌心向上平伸，用另一手指腹在掌心顺时针旋摩

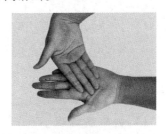

手背对掌心离心方向滑出

19. 咳嗽、气喘、胸闷调理

取站位，双手掌心朝上，从身体两侧缓缓抬起，同时用鼻吸气；抬至与肩同高时，双手会于胸前，掌心向下，缓缓下压，用嘴呼气，靠至肚脐下方。

20. 肾阴虚调理

双手手背部顺方向相对（指尖对腕部），离心拉出。

21. 肾阳虚调理

双手手背部顺方向相对（指尖对腕部），向心推进。

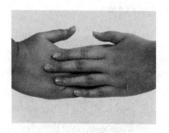
肾阴虚调理

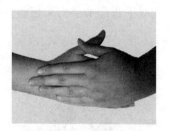
肾阳虚调理

22. 前列腺疾病调理

在左手中指根部离心刮 1~2 分钟，每天做 3~5 次。

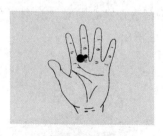
前列腺反射区

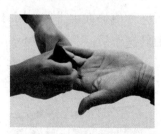
前列腺疾病调理

23. 糖尿病调理

（1）点按左右手上、下身淋巴结反射区，在掌部用小指轻浮按揉胰反射区 36 次，在无名指桡侧用浮摸法向心轻推血糖反应区 36 次。

（2）热水加一勺盐泡脚，15~20 分钟，待干后将一小块伤湿止痛膏贴在双脚脚心涌泉穴上。再捻揉双手无名指指根部 1~2 分钟。

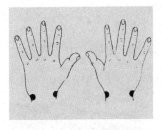

上、下身淋巴结反射区

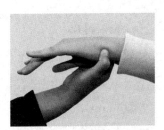

点按上、下身淋巴结反射区

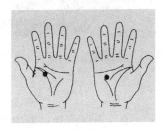

胰反射区

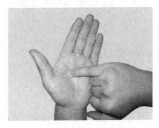

小指轻浮按揉胰反射区

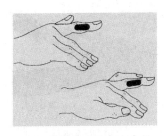

血糖反应区

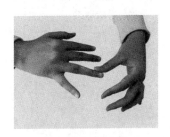

向心轻推无名指桡侧
血糖反应区

24.胸闷调理

在中指中节指骨段按压一会松开，可调理胸闷、气短。

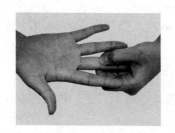

胸闷调理

25. 痔疮调理

在手部肛门反射区按揉，也可顺时针按揉人中（水沟穴）。

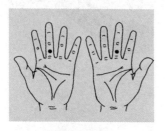

肛门反射区

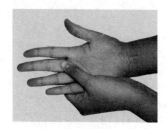

按揉肛门反射区

26. 咽部不适调理

用小木棒在中指指背中节指骨段气管反射区滚动，或中指远节舌根反射区滚动。

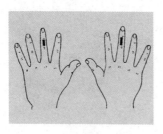

气管反射区

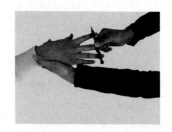

用小木棒在中指指背中节指骨段气管反射区滚动

27. 胸椎疼痛调理

用一只手拇指向心推按另一只手的胸椎反射区，当有压痛点时按住不放，然后挺胸弓背前后运动 3~5 次，两上臂夹紧左右摆动 3~5 次，双手交替进行。

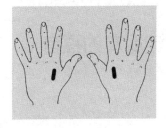

胸椎反射区

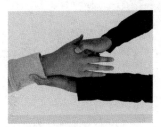

向心推按胸椎反射区

第五章　送给老年朋友的福音

对于老年朋友而言，健康就是生命，就是财富，没有了健康，一切都会成为过眼云烟。我经常跟一些老年朋友说："地位是临时的，荣誉是过去的，只有健康才是永恒的。我们要老死，不要病死。"

健康，让夕阳更红

到了我这个年龄的人，都深刻认识到了健康的重要性，把自己的身体都看得很重。

对于老年朋友而言，健康就是生命，就是财富，没有了健康，一切都会成为过眼云烟。我经常跟一些老年朋友说："地位是临时的，荣誉是过去的，只有健康才是永恒的。我们要老死，不要病死。"我认识一位北京的老大哥，他跟我说："我们老年人，只要能生活自理就是幸福，只要能喘一口气就是效益。"这话说得很有道理。因此，保持身体健康，就是我们老年朋友的头等大事。

药王孙思邈千年前就说过："命贵千金"。2001 年，某明星专程来西安找我，让我给他看看，他说自己太累了，晚上还要赶场子。我说他的心脏有问题，不要赶场子，不要把金钱、名誉看得太重。后来，他去世了，留下几千万，可是命没了。这让我感慨了很长时间。

进入老年是人生中的一次重大转折。老年朋友们告别了工作多年的岗位，卸下了养家糊口的重担，本该进入颐养天年的美好时光，品味人生，享受人生。然而，由于机体组织的衰老及功能的减退，各种老年性疾病也会接踵而来。很多老年朋友在退休后，身体出现了各种各样的不适，如便秘、失眠，甚至老年痴呆等，不仅自己痛苦万分，有的还给家庭和子女带来了经济上的负担。

老年朋友们如何拥有良好的体质，健康的活到100岁呢？

首先，要有良好的心态，适当运动；其次，要掌握一些养生长寿的基本常识，还要懂得一些老年常见病的自我调理方法。

下面，我们送给老年朋友一些保持身体健康的"福音"，愿天下老年朋友的夕阳人生更红、更美！

这样搓手，才能提高免疫力

弘扬国医，贵在传承。一般人认为，天气寒冷时，搓手心可以取暖。其实这是错误的。我们看动物都有一个本能，猴子都是搓手背。实际上搓手取暖，都在手背上。

中医认为，肺属金，脾属土，心属火，肝属木，肾属水。肺脏紧贴背部，肾脏也在腰背部，五脏热了，全身也都热了。我们不妨试一试，用一只手的手心搓另一只手的手背，脊背就感觉热了。手心为阴，手背为阳，同性相斥，异性相吸，所以要用手心搓手背。

"肾为先天之本""肾气足，百病除""脾是后天之本""肺主一身之气"。这三个脏调节好了，免疫功能就提高了。

送您一招

教您一个养肾的简单方法：取站位，双手放在背部命门穴位置，手心相对，蹾脚跟5分钟。（命门穴，督脉腧穴，背部与肚脐相对位置。）

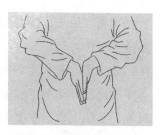

双手放在背部命门穴位置

降血压，中指按摩是关键

高血压病是中老年朋友的常见病。高血压病的危害主要在于对心、脑、肾等的损害，严重时可威胁人的生命。脑卒中、心力衰竭、心肌梗死、尿毒症等是高血压病的主要并发症，也是造成高血压病患者的主要死亡原因。

老年朋友患高血压病不要紧，重要的是保持平静的心态，避免情绪激动及过度紧张和焦虑，树立战胜疾病的信心。

中指两侧是人体的血压反应区，正确地按摩这里，可以有效地降血压。我到各个地方讲学或义诊，总能遇到患高血压病的老年朋友，我教给他们一个方法，当场就能把血压降下来。2009年夏天，我到药王孙思邈的故乡——陕西耀州区去讲学，当场随机叫了3位高血压病患者，按照我说的方法，其中一位自己给自己按摩，另外两位互相给对方按摩，结果血压都有明显的下降。这样成功降血压的例子已经有几万例了。

手法：一只手与心脏同高，五指分开，掌心朝下。用另一只手拇指和中指的指腹，轻轻贴浮（浮摸法）于

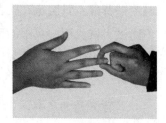

降血压，中指按摩是关键

该手中指两侧，轻轻地从指尖向指根推动，到指根处掐一下，绕小指返回。

此动作连续做3分钟，速度一致，1次1秒。做完一只手再做另一只手，另一只手动作要求、操作方法同前。两只手做完后，血压可降5~10mmHg。

此手法1天做3次。根据人体生物钟，最好早上9点前做1次，中午11点至下午2点做1次，下午5点后做1次。

按摩手指降血压，贵在坚持。平时所用降压药不能停，随着病情逐渐好转，逐步减药量。就像我们从一个地方到另一地方，身体要逐步适应。

送您一招

在足部大敦穴与太冲穴之间，有一个穴位，叫降压穴，也叫高血压点。取该穴，用中指斜顶向脚尖方向点按3~5分钟，用力不要太大，对高血压病的调理效果较好。

取穴方法：可采用正坐或仰卧的姿势，该穴位于双脚大拇指根粗横纹中央。

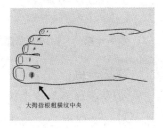

大拇指根粗横纹中央

高血压点

十指摩擦降血脂

高血脂是中老年人的常见病，高脂血症的俗称，可引发多种心脑血管病，是威胁中老年人生命的危险因素之一。

一般来说，血脂异常的老年朋友在生活方式上要特别注意：合理饮食搭配、戒烟忌酒、适当运动。此外，经常做一些手部按摩，也能很好地控制血脂。

手法：双手十指相对，摩擦指尖（指腹为血脂反应区）。转摩 10 圈。

转 10 圈后，一只手与心脏同高，五指分开，掌心向下。用另一只手拇指和食指指腹轻轻贴浮于该中指两侧的上缘（赤白肉际的上方），轻轻地从指尖向指根推动，推 2 分钟。另一只手动作要求、操作方法同前，两手共用 4 分钟。

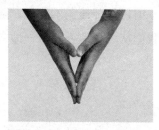 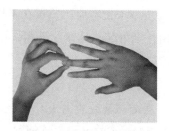

双手十指　　相对，摩擦指尖　　用另一只手拇指和食指指腹轻轻贴浮于中指两侧

送您一招

食疗：白萝卜（水萝卜）一根，头、尾各取一小段，长度为患者拇指尖到中指尖的距离，分开榨汁。空腹喝，上午喝头部，下午喝尾部。每月连喝 5 天。有降血脂功效。

用心调理，改善动脉硬化

有的老年人由于膳食结构不合理，摄入过多脂肪，久不运动，身体发福，胆固醇超标，导致血液黏度增加，动脉血管硬化。2009 年春节期间，我去看望我的姐姐，碰巧有一位邻居来串门。这位邻居姓王，说自己被诊为心脏病，吃了多年的药，也不见好转，让我给她看看。我发现她的手上心反射区有白点，食指指甲上有竖条纹，脾反射区有凹陷，血管的弹性也不好，后来又在她的足部大拇指边缘发现了痛点。我告诉她，她患的可能是脑动脉硬化，而不是心脏病，建议她到医院拍片检查。过了两天，她握着我的手说："太神奇了！就是脑动脉硬化。"因为血流不畅累及心脏，因而被误诊为心脏病。我又告诉她治疗动脉硬化的按摩方法。2010年春节，她主动给我打来电话，说自己的病好多了，头也不痛了。

动脉硬化的中老年朋友每天可在手部心反射区顺时针按揉，再向心方向刮，每次3~5分钟，每分钟72次。只要用心调理，坚持自己给自己按摩，会有十分明显的效果。

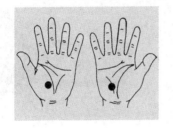

心反射区

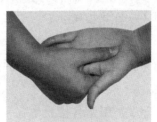

改善动脉硬化

腿痛要揉无名指

我有一位新疆的学生，他家三代中医，可就是医不好自己母亲的腿痛。2003年，他学习了季氏反射疗法，在结业座谈会上，非常感慨地说："对我母亲的病，什么方法都用过了，针灸、注射激素、敷药、烤电等，就是不见好转，可用季氏疗法治疗3天，她自己就能下地走路了，这事真是太怪了！"

其实，只要在手上找准反射区，反射疗法治疗久治不愈的腿痛，也是有可能的。我们的双手无名指和食指，就是腿反射区。

所以，患有腿痛的老年朋友，可在这里找敏感点并加以适当按摩。

腿痛分很多种，有膝关节气血循环性关节炎、膝关节风湿性关节炎、膝关节退行性关节炎、膝关节外伤性关节炎等。首先要弄清属于哪一种腿痛，不同病证要采用不同的治疗方法。

1. 膝关节气血循环性关节炎

膝关节气血循环性关节炎表现为：整个腿不舒服，双腿沉重，气血循环不畅。

按摩手法：

（1）在无名指桡侧，从指尖向指根方向用力推，推5次，每推1次在指根压一下。

（2）再在无名指指根与掌骨连接处顺时针揉一下，再按压一下，做5次。

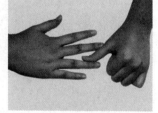

（3）在无名指尺侧做一遍，操作要领、方法同桡侧。

按压无名指桡侧

2. 膝关节风湿性关节炎

膝关节风湿性关节炎表现为：膝关节红、肿、热、痛明显，不能活动，伸屈不利。

按摩手法：

（1）取坐位，膝关节呈90°，双手掌心轻轻的转揉双腿膝关节，轻转，越轻越好，自己感觉手心凉，关节热。（祛风）

（2）重按一下，轻柔一下。（祛湿）

（3）使劲揉，以自身感觉膝关节发热为度。（祛痛）

（4）用手背拍腿，自己感觉凉，排寒气。（不要用手掌面拍）

3. 膝关节退行性关节炎

膝关节退行性关节炎表现为：膝关节活动时疼痛。其特点是初起疼痛为发作性，后为持续性，劳累后加重，上下楼梯时疼痛明显；膝关节周围有压痛，活动髌骨时关节有疼痛感。

按摩手法：

用小木棒在无名指和食指掌侧面近节指骨段与中节指骨段连接处（腘窝反射区）滚动。每次1分钟，活动韧带，时间长了韧带就分开了。

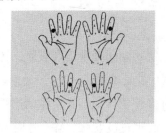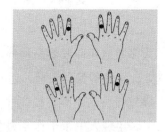

腘窝反射区

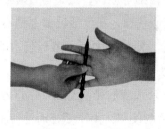

膝关节退行性关节炎调理，用小木棒滚动腘窝反射区

4. 膝关节外伤性关节炎

膝关节外伤性关节炎表现为：韧带长时间不活动，萎缩，害怕受凉。

按摩手法：

（1）不要让膝关节受凉，双手轻揉膝关节。

（2）用小棒在无名指腘窝反射区和受伤部位相应的反射区滚动。先滚动腘窝反射区调整韧带，再调整受伤部位。

送你一招

食疗：葱白 15 克捣烂、莱菔子（白萝卜籽）15 克磨为末，醋适量，共同调匀，做成饼状，贴于患处。可治腿痛。

反射疗法调理便秘有奇效

大多数老年朋友容易得便秘，便秘期间经常出现腹胀，还伴有口臭、面色萎黄、头晕、乏力等，很是难受。

导致便秘的原因有很多种，许多便秘与我们日常生活习惯息息相关。年轻人由于工作压力大、心理过度紧张，加上不注意身体锻炼、饮食过于精细等原因，会造成便秘；老年人由于身体的各个器官正处于衰退状态，在生活习惯上稍不留神，就会便秘。

祖国医学认为，便秘是大便秘结不通，排便时间延长，或欲大便而艰涩不畅的一种病证。在正常情况下，食物通过胃肠，经过消化和吸收，所余残渣的排泄常需 24~48 小时。如排泄时间超过 48 小时，即可视为便秘。由于便秘而浊气不降，往往有头痛、头晕、口臭、腹中胀满，甚则疼痛、脘闷嗳气、食欲减退、睡眠不安、心烦易怒等症状。长期便秘，可引起痔疮；排便时太过用力，还可导致肛裂。

有很多人便秘，是长期坐着不动造成的。特别是晚饭后不运动，坐着看电视，这样肠道不蠕动，肠内气体积聚于升结肠、降结肠与横结肠连接的两个拐弯处，慢慢膨胀，最后便排不出去。

在这种情况下，有些人会顺时针方向推揉大肠，希望加速排便，其实这样做越揉越积，反而排不出去。正确的做法应该是：先逆时针方向推揉大肠 36 次，使肠内空隙增大，气体流动，肠蠕动增加，再顺时针揉动36次，然后双手在腹部肚脐两侧，揉动横结肠两边的拐弯处，排出气体，一般就能解决便秘问题。

再一个方法是，揉捏食指、中指和无名指的根部，一揉一捏，（近节指骨段有升结肠、降结肠、直肠反射区），马上就有想放屁的感觉。这样治疗便秘，效果也很好。

我有一个朋友，已有3年的便秘病史。起初他曾用果导片、番泻叶等进行便秘治疗，开始效果还满意，但一停药，马上复发。后来，我教给他手疗的方法，他坚持按摩一个月后，大便就正常了。

如果是长期便秘，还可以采用以下方法：顺时针按揉胃反射区36次，用浮摸法顺时针浮摸脾反射区64次，用浮摸法逆时针浮摸肝反射区49次，先逆时针后顺时针按揉小肠反射区36次，按肠道走向推按大肠反射区59次，横"8"字形按揉腹腔神经丛反射区64次，离心方向推按肛门反射区49次。该方法每天早晚各1次，坚持按摩，一定会收到很好的效果。

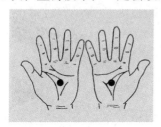

胃反射区

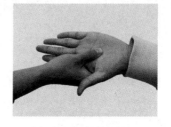

顺时针按揉胃反射区

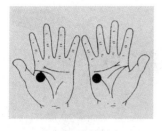

脾反射区

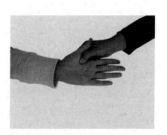

顺时针浮摸脾反射区

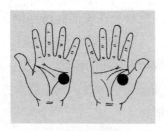

肝反射区

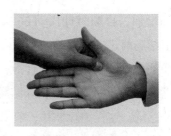

逆时针浮摸肝反射区

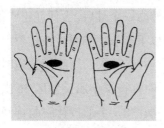

小肠反射区

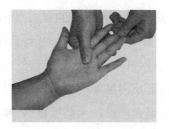

先逆时针后顺时针按揉小肠
反射区

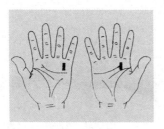

大肠反射区

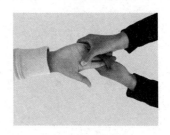

推按大肠反射区

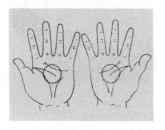

腹腔神经丛反射区

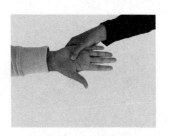

按揉腹腔神经丛反射区

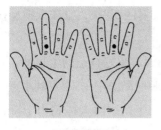

肛门反射区

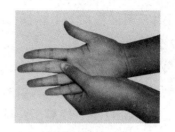

离心推按肛门反射区

告别失眠，与心脏说晚安

　　大多数老年朋友的睡眠质量不好，有的多梦，有的睡眠时间太少，有的甚至根本就睡不着。由于失眠严重，有的老年朋友不得不靠服安眠药入睡，久而久之便与安眠药成了"好朋友"，对安眠药产生了依赖心理。肝肾功能随年龄的增加而减退，长期吃安眠药可造成肝肾功能衰竭，诱发其他疾病。所以，老年朋友还是少吃安眠药为好。

　　历代医家认为失眠以七情内伤为主要病因，病位主要在心，并涉及肝、脾（胃）、肾三脏，阴阳失调为该病之本，或阴虚不能纳阳，或阳盛不得入阴。《灵枢·大惑论》指出："卫气不得入于阴，常留于阳。留于阳则阳气满，阳气满则阳跷盛；不得入于阴则阴气虚，故目不瞑矣。"可见，机体诸脏腑的运行正常且功能协调，人体阴阳之气的运行也正常，则人的睡眠正常；反之，就会出现睡眠障碍——失眠。

　　所以，要想安然入睡，在手疗手法上，我们也要从"心"上下功夫，同时按揉调理肝、脾、肾等反射区，以达到阴阳调和。

　　按摩手法：点按手部心、肝、胆、脾反射区各49次，点按肾、脑垂体反射区各 81 次，按揉头部反射区 59 次，捻揉颈项反射区 1~2 分钟。

此外，还要养成好的睡眠习惯，调整好自己的生物钟。一般情况下，能取得较好睡眠质量的入睡时间是中午 12 点到 1 点半，晚上 9 点到 11 点，凌晨 2 点到 3 点半，这时人体精力下降，反应迟缓，思维减慢，情绪低下，利于转入慢波睡眠。

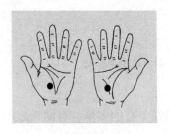

心反射区

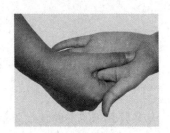

点按心反射区

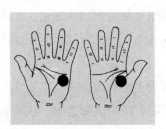

肝反射区

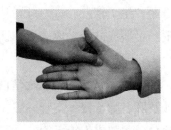

点按肝反射区

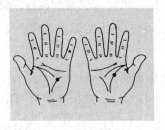

胆反射区

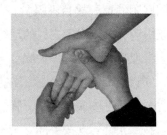

点按胆反射区

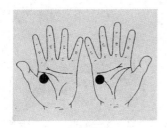

脾反射区

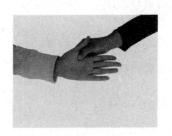

点按脾反射区

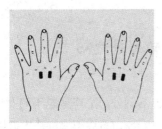

手背肾反射区

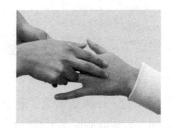

点按肾反射区

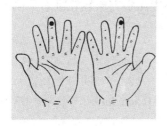

脑垂体反射区

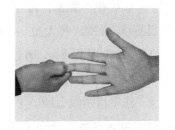

点按脑垂体反射区

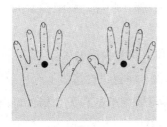

头部反射区

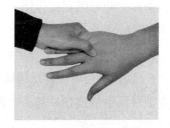

按揉头部反射区

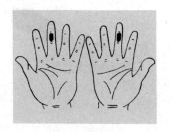

颈项反射区

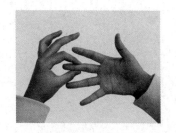

捻揉颈项反射区

老年朋友也要有爱美之心

爱美之心，人皆有之，老年人也不例外。尤其是老年妇女，哪个不想青春永驻呢？养颜的前提是健康，所以首先要搞好个人保健。

老年女性保健的主要方法是：

1. 手放在下腹部，由左手小指向心方向轻轻推右手阴道及尿道反射区 36 次，每天做 3~5 次。

2. 按揉卵巢反射区 36 次。

3. 点按下丘脑反射区 59 次。

4. 在中指指腹上画一个直径约 0.5cm 的圆，靠桡侧 1/3 处为脑垂体前叶，在此处点按 81 次。

老年人性激素分泌减少，就显得衰老。对老年女性来说，点按脑垂体前叶可以直接作用于卵巢、脾、肝等，刺激激素分泌，有助于延缓衰老，恢复青春。

5. 用食指和拇指捻揉甲状腺和甲状旁腺反射区。

6. 快速推按肾上腺反射区 81 次。注意只推按肾上腺反射区，不要把肾反射区连在一起推，若不习惯用小指和无名指，可以用中指和食指。

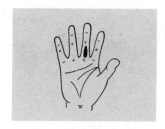

阴道和尿道反射区

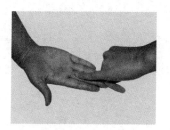

向心轻推阴道和尿道反射区

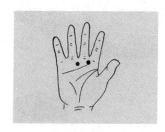

卵巢反射区

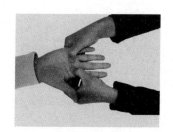

按揉卵巢反射区

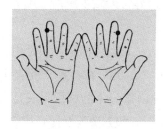

下丘脑反射区

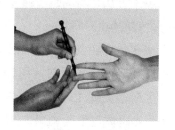

点按下丘脑反射区

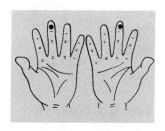

脑垂体反射区

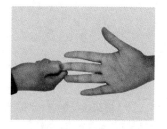

点按脑垂体反射区

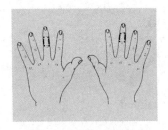

甲状腺及甲状旁腺反射区

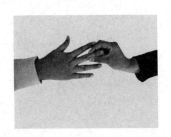

捻揉甲状腺及甲状旁腺反射区

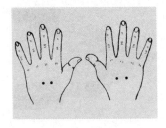

手背肾上腺反射区

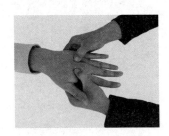

快速推按肾上腺反射区

以上方法，每周至少做 3 次，最好每天做 1 次，贵在坚持，要有足够的恒心和耐心。

老年男性朋友也可以参照上述方法，但应注意，一是用右手小指在左手前列腺反射区用轻手法向心推按 72 次；二是在睾丸反射区向心按揉 72 次，都有刺激性激素分泌的作用；三是在中指指腹脑垂体正中点 81 次。其余反射区和方法与女性一样。

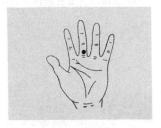

前列腺反射区

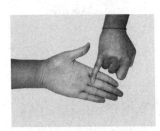

向心推按前列腺反射区

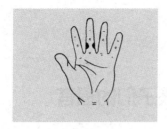

睾丸反射区

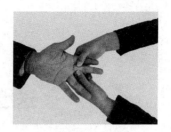

向心按揉睾丸反射区

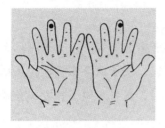

脑垂体反射区

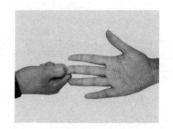

点按脑垂体反射区

第六章 送给孩子们的福音

现在的年轻父母，抚养一个孩子着实不容易。孩子一旦有个头疼脑热，全家人就着急上火。所以，孩子的身体状况，直接决定着全家人的生活状况。宝贝少生病，妈妈才能少担心，全家人才能放心。

宝贝健康，全家安心

我们经常会看到这样一种场景：年轻的父母慌慌张张地抱着孩子来医院看病，从挂号、检查，到住院输液，一顿折腾之后，几个小时就过去了，孩子和父母，甚至爷爷、奶奶、姥姥、姥爷都已经筋疲力尽了。

现在的家庭，基本上是一个孩子。对于父母而言，这仅有的一个宝贝，就是上天赐给整个家庭的福气。孩子健康了，整个家庭就快乐幸福；孩子生病了，全家人都精神紧张，恨不得是大人替孩子生病。甚至有的家庭，孩子一生病，父母也跟着生病。我有一个朋友，孩子每次生病后，紧接她就会着生病，工作就会受到影响。

孩子的健康，关系到父母的健康。我认识一位中学教师，她的孩子患有呼吸系统疾病。每年冬天，孩子总要生一次病。孩子一有生病证状，她就把孩子往医院送，折腾半天后，往往孩子的病情加重。2008年冬天，孩子的病又犯了，而且住院半月，病情不但没有好转，反而恶化。孩子的病让整个家庭陷入深深的忧愁中。2009年春节，一家人是在医院过的年。年后，孩子的病好了，可是除了爸爸，其他人都病倒了。

　　现在的年轻父母，抚养一个孩子着实不容易。孩子一旦有个头疼脑热，全家人就着急上火。所以，宝贝少生病，妈妈才能少担心，全家人才能放心。

动动小手，疾病全走

　　我们经常让孩子动手，可是很多父母却不了解"动手"的含义。孩子的小手和大人的手一样，拥有近百个反射区。而且孩子的阳气较足，能量积存较深，加之平时好动。通过正确地"动手"，孩子们身体的自愈能力很容易就会被激发出来。

　　我经常和孙子一边玩，一边做"手操"。自从做"手操"以后，孙子生病的次数逐渐减少了，身体变得更加结实了。2008年幼儿园发生过一次流感，一个班的小朋友病倒了一大半，孙子没有被感染。2009年甲流期间，家里人非常担心孩子的健康，我每天早上和晚上坚持陪孙子做"手操"，孙子正常上幼儿园，也没有被传染。后来，我又把这套"手操"教给邻居的孩子，邻居的孩子也很喜欢。

　　其实，这套"手操"动作很简单，父母和孩子可以一边玩耍，一边做。下面我把方法教给年轻的父母，愿天下的宝宝都能健康成长。

第一步：小小手掌胸前放，双手合十上下搓。

方法：让孩子双手放在与心脏同高的位置，手掌相对，上下摩擦。按摩时间大约1分钟。

第二步：手心手背交叉放，搓搓手背身体壮。

方法：先将右手手掌放在左手手背上，使左手和右手呈"十"字，右手手掌上下按摩左手手背，按摩时间大约为1分钟。然后再换左手手掌按摩右手手背，方法和时间同前。

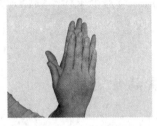
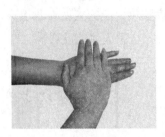

手掌相对，上下摩擦　　　　　　手心手背交叉摩擦

第三步：十个手指头对头，拍拍十个小指头。

方法：将十个手指分开，指腹相对，贴紧，其余部分分开，然后相互拍打。拍打时间大约为1分钟。

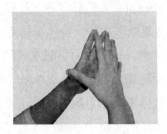

十指分开，相对拍打

第四步：手腕两侧有对宝，经常揉它提高免疫力。

方法：先用右手拇指和中指揉左手手腕，按揉时间大约为1分钟；再用左手拇指和中指揉右手手腕，按揉时间也为1分钟。（手腕两侧为上、下身淋巴结反射区，经常按揉可提高孩子免疫力。）

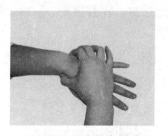

用拇指和中指按摩手腕

用手疗的方式让孩子胃口大增

2004 年我去陕西蓝田义诊，见到一个小孩 4 岁，很瘦，个子不高。孩子的奶奶告诉我，孩子平时除了经常感冒外，也没什么大病，就是不好好吃饭，碰到爱吃的还吃两口，不爱吃的连看都不看，各种健胃的、消食的药，孩子一见就哭闹不吃。孩子的奶奶问我有没有办法让孩子多吃饭。我当场给孩子做了手部按摩，并让孩子的奶奶记住按摩的位置和方法，回去给孩子按摩。2005年，我又去蓝田办事，在街上，孩子的奶奶看见我，握着我的手说："季老师啊，谢谢您啊！孙子现在想吃饭了，不厌食了，身体美得很！"

现在，人们的生活水平提高了，想吃啥就能吃到啥，尤其是孩子想吃的，父母都会尽力去做。孩子就是家中的宝啊！孩子吃饭香，父母就高兴；孩子稍有挑食、厌食，父母就发愁。

孩子偏食厌食多因过量饮食、喂养不当、营养过剩或不足、胃部痉挛、精神紧张等所致，是消化功能紊乱的一种表现，在祖国医学中属厌食范畴。胃口不好的孩子往往表现为食欲缺乏，无进食欲望，甚至拒绝饮食，伴有腹胀、腹泻、消瘦、肢体无力、多汗、恶心、呕吐等。

要想让孩子胃口好、吃饭香，首先要改变不良的生活饮食习惯。此外，按摩手部的胃、脾、小肠等反射区，可增进孩子的食欲。具体方法有6个步骤：

第一步：逆时针按揉肝反射区49次；

第二步：顺时针浮摸脾反射区64次；

第三步：顺时针按揉胃反射区72次；

第四步：顺时针按揉小肠反射区60次；

第五步：顺时针按揉腹腔神经丛反射区64次；

第六步：点按脑垂体反射区81次。

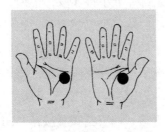

肝反射区

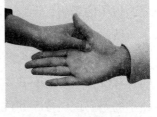

逆时针按揉肝反射区

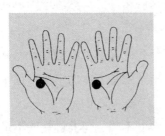

脾反射区

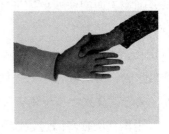

顺时针浮摸脾反射区

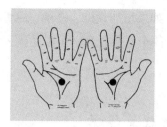

胃反射区

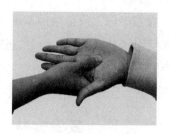

顺时针按揉胃反射区

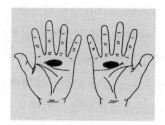

小肠反射区

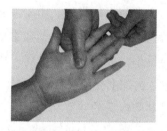

顺时针按揉小肠反射区

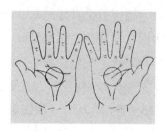

腹腔神经丛反射区

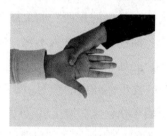

顺时针按揉腹腔神经丛反射区

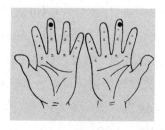

脑垂体反射区

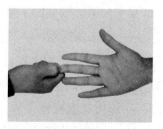

点按脑垂体反射区

129

在按摩以上反射区的基础上，如果增加颈椎、腰椎、骶骨、尾骨反射区各推按约 1 分钟，孩子的个头会长高，可以达到一箭双雕的效果。

宝宝呕吐，妈妈莫惊慌

一些年轻的妈妈，由于没有喂养经验，看到宝宝呕吐就惊慌失措。其实，呕吐是新生儿较常见的一种现象。新生儿胃呈水平位，胃容量小，胃的肌肉力量弱，功能尚不健全，最容易发生吐奶等现象。再加上受凉、食物不洁、喂养不当、饮食失调、脾胃虚弱，或是某些疾病的并发症等原因，宝宝就会出现呕吐、腹胀，或伴有厌食、嗳气、大便溏薄、身体困倦等症状。

遇到这种情况，妈妈切莫惊慌，要仔细观察宝宝的症状、呕吐次数和吐出的东西。如果属于寒吐，宝宝就会喜热恶寒、神疲肢冷、面色苍白、食入不化、吐次多而吐出物少、无酸臭气、朝食暮吐。如果属于热吐，宝宝就会面赤唇红、发热烦躁、口渴饮冷、吐次少而吐出的东西多，并有酸馊气味、小便色赤、大便干。如果属于伤食吐，宝宝就会嗳气（打嗝）吞酸、厌食、脘腹胀满、烦躁不安、呕吐之物有酸馊气味、吐后得安。但无论哪种呕吐，呕吐后，要用温开水给宝宝漱口，清洁口腔，去除臭味。

如果宝宝呕吐的原因不是因某些疾病引发的，妈妈可通过按摩宝宝的小手来调理呕吐。具体方法如下：向心推颈椎、胸椎、腰椎反射区各 59 次，用力要轻；离心推食道、胃反射区各 72 次；逆时针按揉肝反射区 49 次；用浮摸法顺时针揉脾反射区 64 次；横 "8" 字形按揉腹腔神经丛反射区 64 次；按肠道走向推大肠反射区 59 次；点按上、下身淋巴结反射区 81 次。

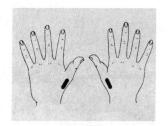

颈椎反射区

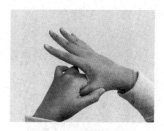

向心推按颈椎反射区

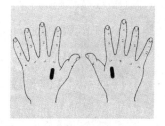

胸椎反射区

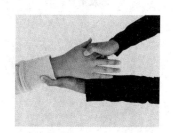

向心推按胸椎反射区

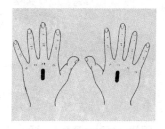

腰椎反射区

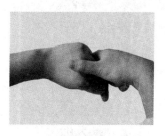

向心推按腰椎反射区

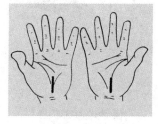

食道反射区

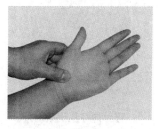

离心推按食道反射区

131

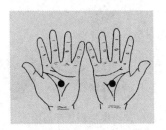

胃反射区

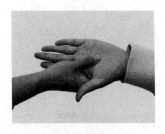

离心推按胃反射区

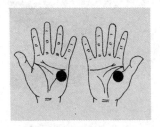

肝反射区

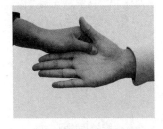

逆时针按揉肝反射区

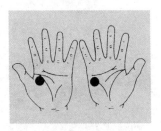

脾反射区

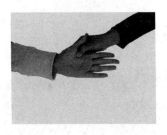

浮摸法顺时针揉脾反射区

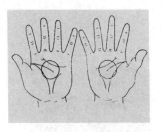

腹腔神经丛反射区

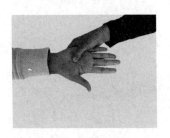

横"8"字形按揉
腹腔神经丛反射区

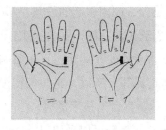

大肠反射区

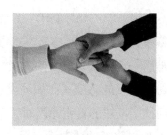

推大肠反射区

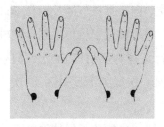

上、下身淋巴结反射区

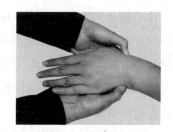

点按上、下身淋巴结反射区

不要给孩子胡乱退热

年轻的妈妈们，当你们发现自己的孩子体温稍微有点高时，你们的第一反应是什么呢？是急忙翻箱倒柜找退热药，还是慌慌张张带孩子去医院？

其实，孩子发热时，只要精神尚好，活动起来还有兴头，那就不需要胡乱吃退热药退热，也不必立即送医院打退热针。妈妈们只要定时给孩子测量体温，观察孩子体温变化，并注意有没有其他病证，之后，再有针对性地去找儿科医生。

民间有一种说法叫"烧坏脑袋"，认为发热对孩子的身体很不利，发热太久可能会把宝宝的脑子烧坏。其实，仅仅是发热，并不一定就能"烧坏脑子"，要看是什么原因引起的发热。咳嗽、流鼻涕、腹泻、呕吐、感冒等都可能引起发热，但不会"烧坏脑子"。妈妈们一定要认识到发热只是疾病的一种外在症状，真正影响脑部的是严重的感染，比如脑炎、脑膜炎等。所以，妈妈们在没有找到孩子发热的真正原因时，千万不要盲目给孩子退热。

如果孩子的体温没有超过38.5℃，我们可以采用以下方法为宝宝降温：

用浮摸法向心按肺反射区72次，向心推按气管反射区36次，按照肠道走向推大肠反射区59次，向心按揉扁桃体反射区47次，逆时针按揉肝反射区47次，顺时针按揉脾反射区64次，向心按揉上、下身淋巴结反射区81次，离心按揉腋下反射区47次，向心快速轻轻摩擦手背3~5分钟。

同时，妈妈还可以用物理降温的方法帮孩子把体温降下来，如用小毛巾包上冰袋在额头冷敷等。孩子在发热期间，要多喝水，防止身体脱水。

总之，孩子出现发热，妈妈们首先做的不是胡乱找药来降温，而是要观察发热的具体表现，找到引起发热的原因，对症下药，以免贻误治病的最好时机。

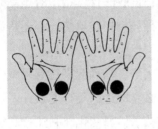

肺反射区

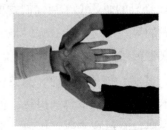

浮摸法向心按肺反射区

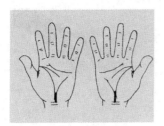

气管反射区

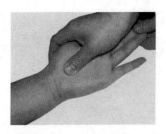

向心推按气管反射区

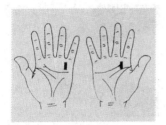

大肠反射区

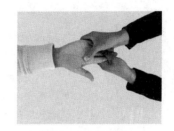

推大肠反射区

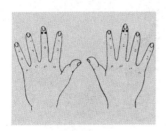

扁桃体反射区

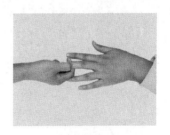

向心按揉扁桃体反射区

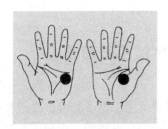

肝反射区

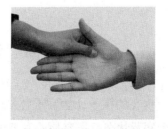

逆时针按揉肝反射区

135

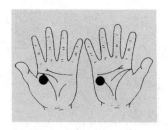

脾反射区

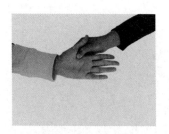

顺时针按揉脾反射区

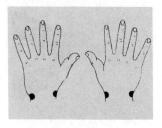

上、下身淋巴结反射区

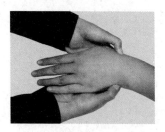

向心按揉上、下身淋
巴结反射区

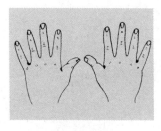

腋下反射区

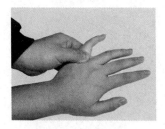

离心按揉腋下反射区

常按反射区，保护孩子的视力

现在的孩子，学习压力大，或者沉迷于电子游戏，眼睛长期
处于疲劳状态，很容易诱发近视。我们经常看到，有些小孩子，

不到 10 岁就已经戴上了眼镜。眼睛藏在厚厚的镜片后面，时间长了，眼里就没有了灵气。

我们小区有个孩子，小的时候，眼睛又大又亮，小区里的人都夸这个孩子机灵、聪明。上了小学以后，不到五年级，眼睛就近视了。家长说孩子天天玩电子游戏，视力下降得很快，去医院检查，医生说是假性近视，要针灸按摩调理。孩子的妈妈带着孩子来找我，我给他制订了调理计划，并教给他自己按摩的方法，结果不到 3 个疗程，孩子的视力就恢复了。

其实，孩子视力下降了，家长不要急着去给孩子配眼镜，要先去医院做一个检查。如果是假性近视，就不需要忙着戴眼镜，利用药物、针灸及理疗，或通过孩子自身强化眼肌锻炼，放松肌肉，缓解疲劳，完全可以使视力恢复到正常状态。

反射疗法调理假性近视的有效部位有 3 处：掌面无名指第一、二节指骨间关节；肝反射区；上、下身淋巴结反射区。

当过度用眼而导致视力下降时，轻缓地揉压以上各部位，每日早、中、晚 3 次，每次连续揉压 108 次，最后一次按压 10 秒左右。只要坚持做，渐渐使视力就会得到恢复。

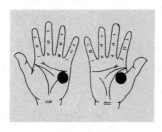

肝反射区

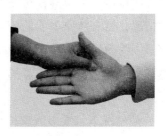

按揉肝反射区

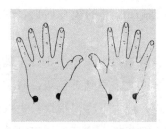

上、下身淋巴结反射区

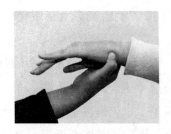

按揉上、下身淋巴结反射区

孩子流鼻血了，该怎么处理

流鼻血，在祖国医学上称之为"鼻衄"，多因肺燥血热引起鼻腔干燥，局部毛细血管韧度不够，破裂所致。小孩的鼻中隔区域有数条血管交会，且又是动脉，所以出血量较多。

如果孩子除经常流鼻血外，平时流出的是黄色或绿色的鼻涕，嘴唇经常殷红，有口气，多数情况下属燥热。遇到这种情况，首先应当给孩子清热，平日不要让他吃过量香口的食物，零食如巧克力、曲奇饼、薯条等，这些零食非常燥热，应尽量少吃。还有一种情况，就是体质虚弱的孩子也容易流鼻血，比如经常感冒的小孩。因为感冒会使鼻黏膜的抵抗力降低，加上感冒时，鼻塞、流鼻涕等会使小孩用力擤鼻涕、挖鼻孔等，因而流鼻血的概率会大于其他小孩。

一般情况下，大多数家长在孩子流鼻血时，会有以下不合适的处理方式：用卫生纸、棉花塞入孩子的鼻腔，或让孩子平躺下来。这两种方法本意都是想止血，但会让孩子的鼻腔甚至其他部位进一步受到伤害。用卫生纸或棉花塞入孩子的鼻腔，常会因压力不够或部位不对，不但不能止血，还会让孩子娇嫩的鼻腔再次受伤。

让孩子平躺下来，也是不合适的，因为孩子一躺下来，原本往外流的鼻血就会往后流入口腔，流向喉咙，容易呛入气管及肺内，造成呼吸道梗阻，或因吞入大量血液，刺激胃壁引起呕吐。

如果孩子流出的血量不大，父母无须过分担忧。当孩子流鼻血时，父母要用食指、中指、无名指挟住手部鼻反射区。手法如下：食指、无名指在下，中指在上，挟住鼻反射区，直到鼻血止住。除此之外，父母平时应给孩子多在以下反射区按摩：相对按揉两肺反射区36次，顺时针按揉脾反射区64次，捻揉鼻反射区约2分钟，顺时针按揉胃反射区36次，向心推颈椎反射区59次。

如果是有血液疾病的小孩流鼻血，父母要格外注意了。这种孩子虽然鼻子没有受伤，却时常流鼻血，通常流速缓慢，次数很频繁，遇上这种情况，须立刻到医院做血液检查，以防万一。

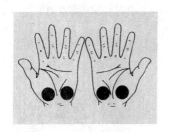

肺反射区

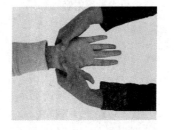

相对按揉两肺反射区

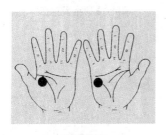

脾反射区

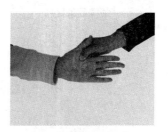

顺时针按揉脾反射区

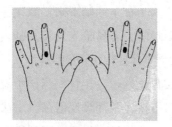

鼻反射区

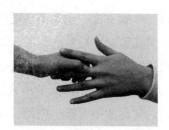

捻揉鼻反射区

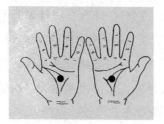

胃反射区

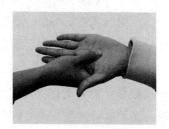

顺时针按揉胃反射区

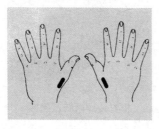

颈椎反射区

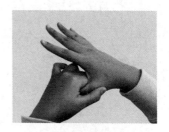

向心推颈椎反射区

孩子便秘了怎么办

2009 年的春天，一位年轻的妈妈抱着小孩子来找我。她说，孩子两岁半了，经常便秘，半岁之前大便很正常，半岁之后就经常便秘，大多时候是两三天一次，粪便又干又硬。大便时，孩子经常憋得满脸通红，甚至肛门出血。去医院检查，医生只说多吃水果蔬菜、多喝水就会好，可是孩子一年四季水果不断，连原先喝的奶也换了，孩子的便秘情况却丝毫没有改变。孩子的妈妈很着急，看到孩子实在大便难受时，就用开塞露。

我告诉孩子的母亲，其实婴幼儿便秘是一种常见病证。先天性疾病、肠道功能失调、饮食过少、水分不足、营养成分搭配不协调等因素都可以导致孩子便秘。如果是先天性肠道畸形导致的便秘，一般的调理是不能痊愈的，必须经外科手术矫治。但是，如果孩子开始大便正常，后来发生了便秘，那就属于功能性便秘了，这类便秘可以通过调理达到痊愈。

一般手部按摩的方法是：先逆肠道推按大肠反射区 24 次，然后再顺着大肠走向推按 24 次；向心推按骶骨、尾骨反射区各 59 次；顺时针按揉腹腔神经丛反射区 64 次；顺时针按揉脾反射区 64 次；相对按揉两肺反射区 72 次；相对按揉两肾反射区 72 次；离心推按小肠反射区 60 次。

此外，对于便秘的孩子，鼓励其养成定时排便的习惯很有必要。多数孩子经常会因为贪玩或者急于完成一件事情而延迟解大便，这会使其正常的生物钟被打乱，因而出现大便干燥。家长应在一段时期内，每天在一个比较固定的时间，让孩子去排便，即使哭、闹，反抗过后仍然让他去排，这样时间一长孩子会出现比较规律的排便。

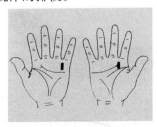

大肠反射区

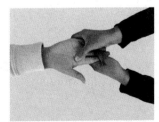

推按大肠反射区

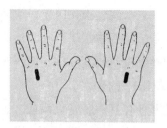

骶骨反射区

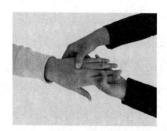

向心推按骶骨反射区

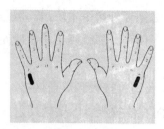

尾骨反射区

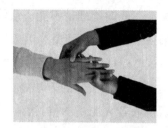

向心推按尾骨反射区

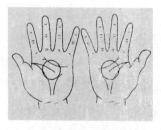

腹腔神经丛反射区

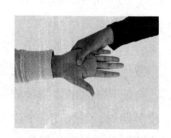

顺时针按揉腹腔神经丛反射区

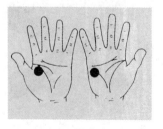

脾反射区

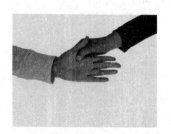

顺时针按揉脾反射区

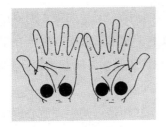

肺反射区

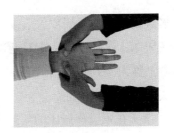

相对按揉两肺反射区

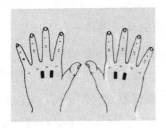

手背肾反射区

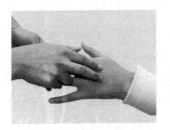

相对按揉两肾反射区

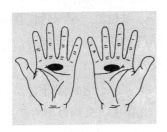

小肠反射区

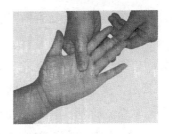

离心推按小肠反射区

千万不要打骂尿床的孩子

一般说来，孩子在 1 岁或 1 岁半时，就能在夜间控制排尿了，尿床现象已大大减少。但有些孩子到了 2 岁，甚至 2 岁半后，还只能在白天控制排尿，晚上仍常常尿床，这依然是一种正常现象。

143

大多数孩子3岁（周岁）后夜间不再尿床。但是如果3周岁以上还在尿床，次数达到一个月两次以上，就不正常了。尿床在祖国医学上称为"夜遗症""夜遗尿"。尿床也是病？听起来挺新鲜的，其实一点儿都不稀奇。

孩子在不应该尿床的年龄尿床，往往是一些生理或心理疾病的外在征兆。先天性大脑发育不全，后天因素造成大脑皮质及皮质下中枢神经功能紊乱，或脊髓反射弧消失，泌尿系统及其周围组织慢性病等都会导致孩子尿床。有时甚至因孩子白天过度劳累、睡前过于兴奋、精神高度紧张等也会引起尿床。

祖国医学认为，小儿遗尿是肺、脾、肾的气化失常，膀胱不约所致。如果3周岁以上孩子仍有尿床现象，而且一月有两次以上，那么父母就要注意了。这个年龄的孩子，已经有了羞耻感，他们对自己尿床也很害羞。如果父母在这个时候再言语激之，甚至打骂，则孩子的身心会受到伤害。所以，对超过一定年龄仍然尿床的孩子，父母千万不能打骂，而应该想办法与孩子共同寻找尿床的原因，给孩子信心，让孩子战胜夜间尿床。

其实，孩子尿床不仅与膀胱、肾有关系，还跟脑垂体、肺、脾等有联系。所以，手部按摩治疗小儿尿床可采用以下方法：

顺时针按揉头部反射区59次，点按下丘脑反射区59次，点按脑垂体反射区81次，分离按揉两肺反射区36次，顺时针按揉脾反射区64次，分离按揉两肾反射区36次，顺时针按揉膀胱反射区36次，顺时针按揉小肠反射区60次，向心各按揉骶骨、尾骨反射区59次。

以上按摩方法，父母可以在孩子睡前或睡后做，长期坚持，效果会很好。

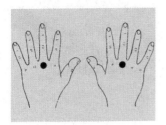

头部反射区

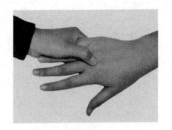

顺时针按揉头部反射区

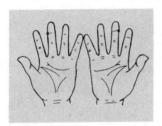

下丘脑反射区

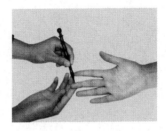

点按下丘脑反射区

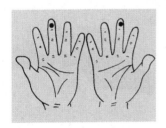

脑垂体反射区

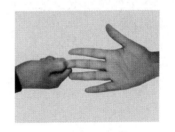

点按脑垂体反射区

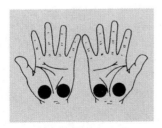

肺反射区

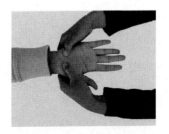

分离按揉两肺反射区

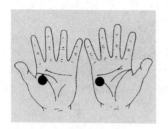

脾反射区

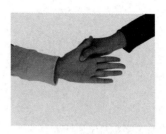

顺时针按揉脾反射区

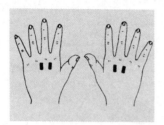

手背肾反射区

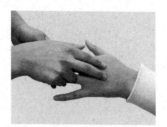

分离按揉两肾反射区

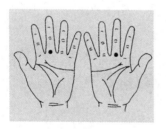

膀胱反射区

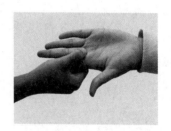

顺时针按揉膀胱反射区

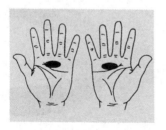

小肠反射区

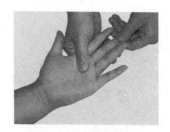

顺时针推按小肠反射区

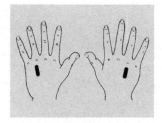

骶骨反射区

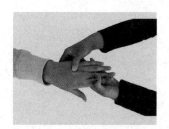

向心按揉骶骨反射区

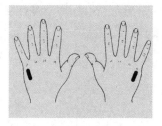

尾骨反射区

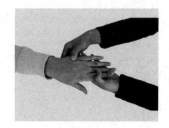

向心按揉尾骨反射区